在宅ケア学

[第6巻]
エンド・オブ・ライフと在宅ケア

6

日本在宅ケア学会　編

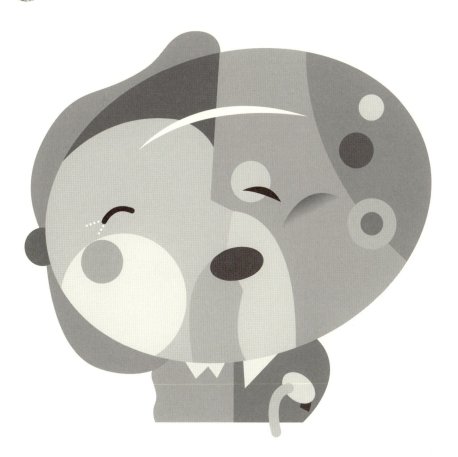

株式会社 ワールドプランニング

はじめに

　本書は，『エンド・オブ・ライフと在宅ケア』と題し，終末期ケアや緩和ケアといった死にゆく人のケアのみならず，最期までどう生きるかについて考え，その人らしい生き方を問い，最期まで最善の生を生きる力を育む支援，すなわちエンド・オブ・ライフケアに関する書籍としてまとめた．

　本書の構成は，「基礎編」と「実践編」に分かれており，「基礎編」第1，2章では，わが国でエンド・オブ・ライフケアを必要とする社会的背景として医療制度の変遷と地域包括ケアシステム構築までの経緯，そしてエンド・オブ・ライフケアの考え方や関連用語を概説し，エンド・オブ・ライフケアの実践とはなにを指すのかについて解説した．第3章では，エンド・オブ・ライフケアのアプローチ方法としてアドバンス・ケア・プランニングを取り上げ，用語の意味と解説，先駆的に行われている諸外国の実情を紹介しわが国における課題を整理した．第4章ではエンド・オブ・ライフケアにおいて専門職としての倫理を問い，第5章では実践するうえで必要とされるケアの倫理を考察している．エンド・オブ・ライフケアはまだまだあいまいで共通理解をする基盤形成の過渡期にあるケアの概念である．だからこそ，エンド・オブ・ライフケアとはなにを目指し，そのケアの質とはなにかを議論していかなければならない．第6章では「基礎編」のまとめとして，質の高いエンド・オブ・ライフケアを推進するうえでの現状と課題を整理した．

　「実践編」は，エンド・オブ・ライフケアの定義，いわゆる「疾患や健康状態，年齢に関わらず，差し迫った死，あるいはいつかは来る死について考える人が最期まで最善の生を生きることを支えるケアである」ことを示すように，人間の生老病死とどう向き合うか，というそのあり様のとらえ方の軸とその生き方を支える地域ケアシステムについて考えたいと思い，4つの軸に分けている．

　1つ目は，「病の軌跡」という病状経過による時間軸を意識しながらそのプロセスにおける支援のタイミングと留意点を示した．がん，慢性呼吸不全，慢性腎不全，脳卒中後遺症，認知症，神経難病という在宅ケアでは典型的な疾患群を取り上げ，疾患の特徴と経過に焦点をあて当事者の家族の暮らしをどのように支えるのか，専門職の関わりとチームアプローチを示した．2つ目は，成長発達やライフスタイルに応じたエンド・オブ・ライフケアとチームアプローチとして，小児，高齢者，ひとり暮らしを取り上げた．3つ目は，エンド・オブ・ライフケアを支える地域ケアシステムとして，地域包括支援センターの連携機能，病院と地域との連携，地域の特徴を生かした在宅看取りを実現する医療連携拠点の実践例，多様な自宅を想定しながら地域での暮らしを支える実践例を紹介している．4つ目は，エンド・オブ・ライフケアを担う人材育成のあり方について現状と課題を整理した．看護・医学教育における課題や継続教育，そ

して地域市民とともに最後までどう生きるかを考え，語りあう文化の創生に向けての課題を整理している．

「エンド・オブ・ライフケア」は，わが国ではまだ新しい言葉である．2011年度，「領域横断的エンド・オブ・ライフケア看護学の構築」という事業が日本財団の助成を受けてわが国で初めて開始された．千葉大学におかれたエンド・オブ・ライフケア看護学は，教養科目として医療系以外の学生にも開講され，千葉大学大学院看護学研究科の看護学基礎教育課程，大学院教育において新たな看護学領域として，教育と研究活動を開始した．「領域横断的エンド・オブ・ライフケア看護学（EOL看護学）」はがん，慢性疾患や難病の終末像等の多様な臨床現場における生と死について考え，子どもから高齢者に至るあらゆる発達段階にある人の人生の終生期・晩年期を包括的にとらえた看護のあり方を追求していく新たな学問領域として生と死について深く学び，死生観を身につけた看護職者および市民の育成を目指して進められた．こうした取り組みは，大学教育のみならず継続教育としてもさまざまな臨床現場で働く看護職や地域における専門職へ新しい知識・技術を普及し，さらに地域保健医療福祉専門職や市民に向けたEOLファシリテーター育成プログラムの開発・実践を行ってきている．

本書は，こうした先進的な取り組みを土台にして，わが国の在宅ケア学として必要とされる対象のとらえ方，ケア提供のあり方や考え方を整理したものである．エンド・オブ・ライフケアはたいへん幅広い概念で在宅ケアにこそ必要とされる概念である．病とともに生きる「その人」が，生老病死と向き合い最期まで自分らしく生きようとする際，専門職は人間の力強さといのちのはかなさを同時に抱えながら生きる「その人」を支えるために，常にケアの心に立ち戻ることがケアの本質であり，重要である．私たちケアを提供する専門職は日々の実践のなかでかけがえのない「その人」から「生きる」ことを教えていただき，自分もどう生きるかを考える機会となっているであろう．生と死をとおして「その人」の生き様を学んでいる．それは私たち専門職も，ひとりの生活者でありひとりの人間であるからである．

ここにエンド・オブ・ライフケアのシンボルを紹介する．円形の矢印のなかに手のひらが中央に向かい合って円を描いているが，これは手話で「太陽」を示している．そして外側の矢印が左から右に回転しているが，それは，「太陽が東から昇り西に沈む」という1日を表現している．そして中央に花が1輪，世界にひとつだけの花．それは「私」を表しています．「私らしく，1日1日を大切に生きる」，このメッセージは，エンド・オブ・ライフケアの本質であり在宅ケア学の目指すケアのあり方ではないかと思う．こうして本書にまとめる機会を得たことで，これからの在宅ケア学の発展に何らかの礎を提供するものとなれば幸いである．

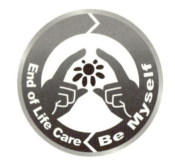

2015年8月

編集責任者　長江弘子

執筆者一覧 (五十音順)

第1巻　在宅ケア学の基本的考え方
編集責任者　亀井　智子　聖路加国際大学看護学部

大森　純子	東北大学大学院医学系研究科	島内　節	人間環境大学看護学部
岡田　進一	大阪市立大学大学院生活科学研究科	下田　信明	杏林大学保健学部
小野　充一	早稲田大学人間科学学術院	鷹田　佳典	早稲田大学人間総合研究センター
小野若菜子	聖路加国際大学看護学部	瀧澤　利行	茨城大学教育学部
加瀬　裕子	早稲田大学人間科学学術院	田中　英樹	早稲田大学人間科学学術院
金川　克子	いしかわ在宅支援ねっと	谷　和久	社会福祉法人町田市福祉サービス協会特
叶谷　由佳	横浜市立大学医学部		別養護老人ホームコモンズ
亀井　智子	聖路加国際大学看護学部	田沼　寮子	東京医科歯科大学医学部
狩谷　明美	県立広島大学保健福祉学部	辻　彼南雄	ライフケアシステム，水道橋東口クリ
萱間　真美	聖路加国際大学看護学部		ニック
國安　眞理	社会福祉事務所とも	中山　優季	公益財団法人東京都医学総合研究所
河野あゆみ	大阪市立大学大学院看護学研究科	長谷川　幹	三軒茶屋リハビリテーションクリニック
小西かおる	大阪大学大学院医学系研究科	福井小紀子	日本赤十字看護大学看護学部
佐々木明子	東京医科歯科大学大学院保健衛生学研究科	増田　和高	鹿児島国際大学福祉社会学部

第2巻　在宅ケアと諸制度
編集責任者　山田　雅子　聖路加国際大学看護学部

赤羽根秀宜	中外合同法律事務所	河野　眞	杏林大学保健学部
綾部　貴子	梅花女子大学看護保健学部	小西かおる	大阪大学大学院医学系研究科
石田　博嗣	桜美林大学大学院老年学研究科	坂本　史衣	聖路加国際病院QIセンター感染管理室
岩本　大希	ケアプロ	佐々木静枝	社会福祉法人世田谷区社会福祉事業団
宇都宮宏子	在宅ケア移行支援研究所	清水　由香	大阪市立大学大学院生活科学研究科
岡田　直人	北星学園大学社会福祉学部	蘇　珍伊	中部大学現代教育学部
小野　ミツ	九州大学大学院医学研究院	玉川　淳	内閣官房社会保障改革担当室
笠原　幸子	四天王寺大学短期大学部	寺岡　佐和	九州大学大学院医学研究院
川崎千鶴子	社会福祉法人うらら　みずべの苑	成田すみれ	社会福祉法人試行会青葉台地域ケアプラザ
神田　美佳	聖路加国際病院医療社会事業科	橋本　卓也	大阪保健医療大学保健医療学部
神部　智司	大阪大谷大学人間社会学部	畑　智惠美	四天王寺大学人文社会学部
木戸　芳史	東京大学大学院医学系研究科	畑　亮輔	北星学園大学社会福祉学部
工藤　禎子	北海道医療大学看護福祉学部		

第3巻　在宅ケアとチームアプローチ

編集責任者　加瀬　裕子　早稲田大学人間科学学術院

安部　猛	前・早稲田大学人間科学学術院	
大蔵　暢	トラストクリニック等々力老年医学センター	
岡田　進一	大阪市立大学大学院生活科学研究科	
加瀬　裕子	早稲田大学人間科学学術院	
北島　洋美	日本体育大学体育学部	
佐々木明子	東京医科歯科大学大学院保健衛生学研究科	
杉岡眞由美	姫路医療生活協同組合	
杉澤　秀博	桜美林大学大学院老年学研究科	
高橋　正彦	かわさき記念病院	
多賀　聡子	社会福祉法人日野市社会福祉協議会	
多賀　努	早稲田大学人間科学学術院	
竹内　太一	在宅総合ケアセンター成城 成城リハケアプランサービス	
田沼　寮子	東京医科歯科大学医学部	

塚本　友栄	自治医科大学看護学部	
長江　弘子	千葉大学大学院看護学研究科	
永田　智子	東京大学大学院医学系研究科	
成瀬　昂	東京大学大学院医学系研究科	
長谷川　幹	三軒茶屋リハビリテーションクリニック	
原　礼子	慶應義塾大学看護医療学部	
久松　信夫	桜美林大学健康福祉学群	
平原佐斗司	東京ふれあい医療生協梶原診療所	
福島　道子	徳島文理大学大学院看護学研究科	
増田　和高	鹿児島国際大学福祉社会学部	
山路　学	早稲田大学人間総合研究センター	
横山　順一	日本体育大学社会福祉学研究室	
Helli Kitinoja	Seinäjoki University of Applied Sciences	
Jaakko Kontturi	City of Seinäjoki	

第4巻　子どもを支える在宅ケア

編集責任者　小西かおる　大阪大学大学院医学系研究科

安道　照子	特定非営利活動法人エスビューロー
海老原宏美	呼ネット～人工呼吸器ユーザー自らの声で～
及川　郁子	聖路加国際大学看護学部
大塚　義顕	独立行政法人国立病院機構千葉東病院
木原　秀樹	地方独立行政法人長野県立病院機構長野県立こども病院
倉田　慶子	東京小児療育病院
河野　眞	杏林大学保健学部

島田　珠美	川崎大師訪問看護ステーション
鈴木みちる	京都府立盲学校
田中　栄一	独立行政法人国立病院機構八雲病院
中山　優季	公益財団法人東京都医学総合研究所
南條　浩輝	かがやきクリニック
新家　一輝	大阪大学大学院医学系研究科
古川　恵美	畿央大学教育学部
牧内　明子	地方独立行政法人長野県立病院機構長野県立こども病院

第5巻　成人・高齢者を支える在宅ケア

編集責任者　黒田　研二　関西大学人間健康学部

内田恵美子	日本在宅ケア教育研究所
梶井　文子	東京慈恵会医科大学医学部
亀井　智子	聖路加国際大学看護学部
萱間　真美	聖路加国際大学看護学部

北川　公子	共立女子大学看護学部
北野　誠一	特定非営利活動法人おおさか地域生活支援ネットワーク
黒田　研二	関西大学人間健康学部

小西かおる	大阪大学大学院医学系研究科	角田　　秋	聖路加国際大学看護学部
佐藤美穂子	公益財団法人日本訪問看護財団	服部万里子	服部メディカル研究所
島内　　節	人間環境大学看護学部	水上　　然	神戸学院大学総合リハビリテーション学部
白澤　政和	桜美林大学大学院老年学研究科	村田　　伸	京都橘大学健康科学部
髙砂　裕子	南区医師会訪問看護ステーション	安彦　鉄平	京都橘大学健康科学部
辻　彼南雄	ライフケアシステム，水道橋東口クリ ニック	山﨑　恭子	帝京大学医療技術学部
		湯澤　八江	松蔭大学看護学部

第 6 巻　エンド・オブ・ライフと在宅ケア
編集責任者　長江　弘子　千葉大学大学院看護学研究科

岩城　典子	千葉大学大学院看護学研究科	諏訪さゆり	千葉大学大学院看護学研究科
上野　まり	公益財団法人日本訪問看護財団	関本　　仁	中央大学文学部
内田　陽子	群馬大学大学院保健学研究科	谷垣　静子	岡山大学大学院保健学研究科
大竹しのぶ	練馬区医師会訪問看護ステーション	谷本真理子	東京医療保健大学医療保健学部
岡部　明子	東海大学健康科学部	辻村真由子	千葉大学大学院看護学研究科
梶井　文子	東京慈恵会医科大学医学部	長江　弘子	千葉大学大学院看護学研究科
片山　陽子	香川県立保健医療大学保健医療学部	福井小紀子	日本赤十字看護大学看護学部
河原加代子	首都大学東京健康福祉学部	福田　裕子	まちのナースステーション八千代
佐藤美穂子	公益財団法人日本訪問看護財団	本田　彰子	東京医科歯科大学大学院保健衛生学研究科
島内　　節	人間環境大学看護学部	吉田　千文	聖路加国際大学看護学部
島村　敦子	千葉大学大学院看護学研究科	吉本　照子	千葉大学大学院看護学研究科

目次

はじめに ────────────────────── 長江弘子　iii

執筆者一覧 ────────────────────── v

第1部
基礎編

第1章
エンド・オブ・ライフケアを必要とする社会的背景
──医療制度の変遷と地域包括ケアまで──

Ⅰ. はじめに ────────────────────── 佐藤美穂子　5

Ⅱ. 医療制度の変遷 ──────────────────── 佐藤美穂子　6

    1. 後期高齢者医療制度の創設　*6*

    2. がん対策基本法　*7*

    3. 介護保険制度の動向　*7*

    4. 医療と介護の連携強化　*7*

    5. 地域包括ケアシステムへ　*8*

Ⅲ. 終末期医療 ────────────────────── 佐藤美穂子　9

    1. 多死社会と在宅看取り　*9*

    2. 終末期の医療保険・介護保険の評価　*9*

    3. 終末期医療に関する調査から　*11*

Ⅳ. おわりに ────────────────────── 佐藤美穂子　12

第2章
エンド・オブ・ライフケアとは

終末期の考え方──ターミナルケア・緩和ケア・在宅ホスピスケアと
エンド・オブ・ライフケアの目指すもの── ──────────── 長江弘子　17

    1. エンド・オブ・ライフケアと社会的背景　*17*

2. エンド・オブ・ライフケアとその関連用語　*18*

3. 終末期ケアからエンド・オブ・ライフケアへ　*19*

4. 地域で支えるエンド・オブ・ライフケア　*21*

第3章

アドバンス・ケア・プランニング，
その意義と効用，わが国での活用

Ⅰ. アドバンス・ケア・プランニング（ACP）とは————————————片山陽子　27

1. ACP の定義　*27*

2. アドバンス・ディレクティブとの違い　*28*

Ⅱ. ACP を必要とする背景とその意義————————————————片山陽子　28

1. ACP を必要とする背景　*28*

2. ACP の意義と効用　*29*

3. ACP に重要な対話　*29*

Ⅲ. 海外における先進地の取り組み————————————————————片山陽子　30

1. 海外における ACP の展開　*30*

2. カナダ BC 州における ACP の展開　*31*

Ⅳ. わが国での活用————————————————————————————————片山陽子　32

1. わが国の状況と課題　*32*

2. わが国で ACP を推進するために　*33*

第4章

エンド・オブ・ライフケアと倫理的課題

Ⅰ. はじめに————————————————————————————————————吉田千文　37

Ⅱ. 最善の生とはどういうことか————————————————————吉田千文　37

Ⅲ. 最善の生を生ききること，それを支えることに関わる課題————吉田千文　38

1. 意思決定支援　*38*

2. インフォームド・コンセント　*39*

3. 代理決定　*40*

4. 治療の差し控えと中止　*41*

5. 危険から守ること　*41*

Ⅳ. 最善の生を生ききることを支えるための方法————————————吉田千文　45

目 次　　　　xi

第 5 章

生活文化に即したエンド・オブ・ライフケアの
チームアプローチ
——意向の尊重と尊厳を保つケア——

Ⅰ. 生活文化に基づく療養者と家族の意向の尊重⋯⋯⋯⋯⋯⋯⋯⋯⋯島村敦子　49

　　1.「病の軌跡」と「人生の歩み」　*49*

　　2. さまざまな文化に影響を受けた 1 人ひとりが尊厳を有する存在　*50*

　　3. 共通の文化を有する在宅ケアスタッフがとらえる療養者と家族の意向
　　　51

Ⅱ. 最期の望みを叶えるチームアプローチ⋯⋯⋯⋯⋯⋯⋯⋯⋯⋯⋯⋯島村敦子　52

　　1. 在宅ケアチームのメンバー　*52*

　　2. 療養者と家族の意向の実現を阻む状況　*53*

　　3. 療養者の望みを叶えるチームアプローチ　*53*

第 6 章

質の高いエンド・オブ・ライフケアと今後の課題
——ケアの質評価と専門職の責務，人材育成——

Ⅰ. エンド・オブ・ライフケアの質とはなにか⋯⋯⋯⋯⋯⋯⋯⋯⋯⋯島内　節　59

Ⅱ. エンド・オブ・ライフ事例のニーズとケアのアウトカム指標⋯⋯⋯島内　節　59

Ⅲ. エンド・オブ・ライフ事例の家族と訪問看護師によるニーズとア
　　ウトカム評価を生かすケア⋯⋯⋯⋯⋯⋯⋯⋯⋯⋯⋯⋯⋯⋯⋯⋯島内　節　60

Ⅳ. エンド・オブ・ライフケアにおける専門職の責務⋯⋯⋯⋯⋯⋯⋯島内　節　63

Ⅴ. エンド・オブ・ライフケアの社会化と人材育成および今後の課題
　　⋯⋯⋯⋯⋯⋯⋯⋯⋯⋯⋯⋯⋯⋯⋯⋯⋯⋯⋯⋯⋯⋯⋯⋯⋯⋯⋯島内　節　64

第 2 部
実践編

第 1 章

病の軌跡とエンド・オブ・ライフケア
——病状経過のプロセスにおける支援のタイミングと留意点——

Ⅰ. がんとともに生きる人の病状経過とエンド・オブ・ライフケア⋯⋯岩城典子　71

　　1. エンド・オブ・ライフケアを生きるがん患者の特徴　*71*

2. がん患者のエンド・オブ・ライフケアの実践　*71*

3. まとめ　*77*

Ⅱ. 慢性呼吸不全とともに生きる人と家族のエンド・オブ・ライフ

　　ケア────────────────────────────谷本真理子　**78**

1. 慢性呼吸不全と原因疾患　*79*

2. 慢性呼吸不全の病状経過と予後予測　*80*

3. 慢性呼吸不全患者のエンド・オブ・ライフケア　*81*

4. まとめ　*86*

Ⅲ. 慢性腎不全とともに生きる人と家族のエンド・オブ・ライフケア────梶井文子　**87**

1. 慢性腎不全に対する支援　*88*

2. 終末期における慢性腎不全患者の苦痛の特徴と支援　*90*

3. 慢性腎不全における終末期の倫理的な問題　*91*

4. 腎不全保存期から終末期までの自己の意思決定支援へのアプローチ

　　91

Ⅳ. 脳卒中後遺症とともに生きる人と家族のエンド・オブ・ライフ

　　ケア────────────────────────────河原加代子　**93**

1. 脳卒中後遺症とともに生きる人の特徴, 介護する家族の特徴　*93*

2. 療養者/介護者の「生活ケア」を支援するリハビリテーション活動

　　95

3. エンド・オブ・ライフケアにおける基本的ケア　*96*

4. おわりに　*99*

Ⅴ. 認知症とともに生きる人と家族のエンド・オブ・ライフケア────諏訪さゆり　101

1. 認知症の基本的理解　*101*

2. 認知症の病状経過のプロセス　*104*

3. 支援のタイミングと留意点　*105*

4. まとめ　*109*

Ⅵ. 神経難病とともに生きる人と家族のエンド・オブ・ライフケア

　　────────────────────────────大竹しのぶ　110

1. 神経難病でのエンド・オブ・ライフケア　*110*

2. A訪問看護ステーションでの例から考える　*111*

3. 神経難病とエンド・オブ・ライフケアと情報　*116*

4. おわりに　*117*

第2章

成長発達やライフスタイルに応じた
エンド・オブ・ライフケアとチームアプローチ

Ⅰ．小児とその家族のエンド・オブ・ライフケア──────────────福田裕子 121

1. はじめに　*121*
2. 小児緩和ケア　*121*
3. 子どもの権利とエンド・オブ・ライフケア　*122*
4. 子どもと家族の成長と発達　*124*
5. 地域で行う子どもと家族のグリーフサポート　*126*
6. おわりに　*127*

Ⅱ．高齢者とその家族のエンド・オブ・ライフケア────────────内田陽子 128

1. 高齢者のエンド・オブ・ライフケアの特徴　*128*
2. 高齢者の終末期をめぐる課題　*129*
3. 高齢者の終末期ケアの実際　*130*
4. まとめ　*133*

Ⅲ．ひとり暮らし高齢者のエンド・オブ・ライフケア──────────辻村真由子 134

1. ひとり暮らし高齢者の増加　*134*
2. ひとり暮らし高齢者の特徴　*134*
3. ひとり暮らし高齢者の住まい　*136*
4. ひとり暮らし高齢者の生活上の課題　*136*
5. ひとり暮らし高齢者のエンド・オブ・ライフケア　*138*

第3章

エンド・オブ・ライフを支える地域ケアシステム
──基本的考え方と実践例──

Ⅰ．地域で「自分らしい」暮らしを支える地域包括ケアシステムの重
　要性と実践例──────────────────────────吉本照子 145

1. 地域包括ケアシステムの必要性・重要性　*145*
2. システム構築の課題　*145*
3. システム構築に向けた考え方と方法の実践例　*146*
4. 多職種・多機関が連携して住民の自分らしい暮らしを支えるための
　規準作成と更新による地域包括ケアシステムの構築　*150*

Ⅱ．病院と地域をつなぐ仕組みづくりの実践例（病院中心地域連携），
　外来，退院調整──────────────────────────岡部明子 151

1. 病院に期待される機能　*151*

2. 病院における退院支援・退院調整機能の発展と課題　*152*

3. 病院における退院支援システム構築例　*154*

4. 外来における在宅療養支援機能　*155*

5. エンド・オブ・ライフケアを地域で実現させるための行政機関の役割　*156*

Ⅲ. 自宅での看取りを実現する地域包括ケアシステムと在宅医療介護
連携の推進 ··福井小紀子 158

1. 超高齢化社会の到来と地域包括ケアシステムの推進　*158*

2. 地域包括ケアシステム推進の一方策としての在宅医療介護推進の取組み　*158*

3. 在宅医療連携拠点事業から在宅医療推進事業と地域包括ケア計画へ　*159*

4. 自宅での看取りを実現する地域包括ケアシステムと多職種連携　*161*

5. 自宅での看取りを実現するための各職種の役割　*165*

Ⅳ. グループホーム，小規模多機能など多様な「自宅」での看取りを
実現する重要性と実例――自宅ではないもうひとつの「家」での
看取りから―― ··谷垣靜子 167

1. はじめに　*167*

2. 高齢者の心身の状況　*167*

3. 自宅ではないもうひとつの家　*168*

4. グループホームでの看取り　*169*

5. 事例「最期までその人らしく生きる；グループホームでの看取り」　*170*

6. 看取りの課題　*171*

7. まとめ　*172*

▰▰▰▰▰▰▰▰▰▰ 第4章 ▰▰▰▰▰▰▰▰▰▰

エンド・オブ・ライフケアを担う人材育成と啓発普及

Ⅰ. 看護教育におけるカリキュラム上の課題と将来展望 ···············本田彰子 175

1. 保健師助産師看護師養成所指定規則の改定；統合分野における在宅看護のあり方　*175*

2. 多領域の看護学におけるエンド・オブ・ライフのとらえ方　*176*

3. 在宅看護とエンド・オブ・ライフケア教育の融合　*177*

4. 今後望まれるエンド・オブ・ライフケアの卒前教育　*178*

Ⅱ. 専門職を対象にした継続教育における現状と課題⋯⋯⋯⋯長江弘子・上野まり 180

   1. エンド・オブ・ライフ（人生の最終段階）の社会背景　*180*

   2. エンド・オブ・ライフケアを提供する「在宅」の実態　*181*

   3. エンド・オブ・ライフケアを担う複数の専門職　*182*

   4. エンド・オブ・ライフケアを担う専門職のための継続教育の現状

    183

   5. エンド・オブ・ライフケアを担う専門職に求められる資質　*184*

Ⅲ. 生涯教育としての市民啓発への取り組みと課題⋯⋯⋯⋯⋯⋯関本　仁・長江弘子 186

   1. 現代日本社会と「死」との距離の変化　*186*

   2. 戦後日本社会における高齢者の学び　*187*

   3. 死に至るまでの生涯発達と生涯教育　*188*

   4. 生涯教育の視点からの「エンド・オブ・ライフ」の学び　*189*

   5. まとめ：市民・実践者・教育研究者の協働による学びから，対話促進・

    コミュニティ形成へ　*190*

索引⋯⋯⋯⋯⋯⋯⋯⋯⋯⋯⋯⋯⋯⋯⋯⋯⋯⋯⋯⋯⋯⋯⋯⋯⋯⋯⋯193

第1部

基礎編

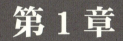

エンド・オブ・ライフケアを必要とする社会的背景
―医療制度の変遷と地域包括ケアまで―

I. はじめに

わが国には，国民皆保険制度や介護保険制度をはじめ，健康づくりと健康診断・保健指導等を担う保健制度，児童福祉や障害（児）者の社会福祉制度，さらに年金や生活保護などの所得保障と，労災保険や雇用保険などの生涯にわたって支える社会保障制度がある（図1-1-1-1）．

2025年には戦後生まれの世代が75歳以上の後期高齢者となるが，国民生活を生涯にわたって支える社会保障制度を少子超高齢社会においても継続するために，2012年に社会保障・税一体改革関連法が成立した．

消費税法の一部改正および地方税法の一部改正により，2014年4月1日から消費税率が4％から6.3％（地方消費税1.7％と合わせて8％），2015年10月1日から消費税率が6.3％から7.8％（地方消費税2.2％と合わせて10％）に引き上げとなる．

また，新たな社会保障制度改革推進法に基づき，2013年8月6日取りまとめられた「社会保障制度改革国民介護報告書」が21日に閣議決定された．これを受けて同年12月5日に「持続可能な社会保障制度の確立を図るための改革の推進に関する法律案（プログラム法）」が成立

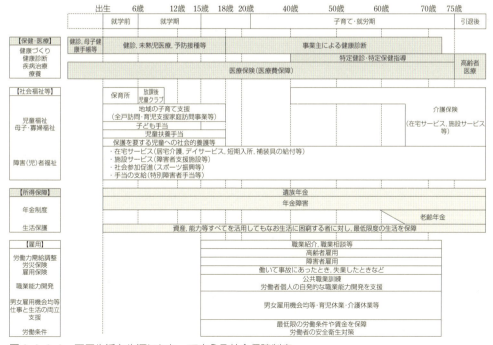

図1-1-1-1　国民生活を生涯にわたって支える社会保障制度

し，2014 年には医療法や介護保険法等の改正が行われる．

　社会保障制度改革国民介護報告書によると，日本の社会保障の「基本的な考え方」は，自助を基本としつつ，自助の共同化としての共助（＝社会保険制度）が自助を支え，自助・共助で対応できない場合に公的扶助等の公助が補完する形としている．

　また，当該報告書には，エンド・オブ・ライフケアに関する医療のあり方として，次のような内容が記載され，その方向性が示されている．

　「死生観・価値観の多様化も進む中，医療の在り方は，医療を受ける国民の側がどう考え，何を求めるかが大きな要素である．死すべき運命にある人間の尊厳ある死を視野に入れた QOD（quality of death：死の質）も射程に入れて，人生の最終段階における医療の在り方について，国民的な合意を形成していくことが重要である」

　本稿では，エンド・オブ・ライフケアをめぐる社会的背景として，医療制度等の変遷から地域包括ケアシステム構築までを終末期関連調査や種々の報告書などを踏まえて述べる．

II. 医療制度の変遷

1. 後期高齢者医療制度の創設

　2006 年の健康保険法等の一部を改正する法律において，保険者に対する一定の予防検診等の義務づけが 2008 年 4 月から始まった．いわば，医療保険において「予防給付」が保険適用となったのである．今後の超高齢社会は「元気老人」頼みである．高齢者の健康寿命をいかに伸ばすかが重要なカギとなってくる．

　本改正で創設されたのが「後期高齢者医療制度」である．これは 1982 年に制定された「老人保健法」が改題されて，新たに「後期高齢者の医療の確保に関する法律」となった．75 歳以上の後期高齢者を対象とした医療制度で，財源は該当者の保険料が 1 割，現役世代の負担が 4 割，公費負担が 5 割で，2008 年 4 月施行となった．政権与党の交代で廃止の検討もされたが，現在存続することとなっている．

　2008 年の「安心と希望の医療確保ビジョン」の報告書では，病院完結型医療から地域完結型医療・在宅医療の推進の考え方を示している．医療のこれからの方向性として，「治し支える医療」を挙げ，医療従事者と患者・家族の双方に，医療は協働作業であるという視点が重要としている．また，居住系施設における医療ニーズへの対応や，希望すれば在宅での看取りが選べることも必要としている．

2．がん対策基本法

　がん対策基本法は 2006 年 6 月に制定され 2007 年 4 月 1 日施行されている．本法律の目的は，がんが国民の生命および健康にとって重大であることから，がん対策を総合的かつ計画的に推進することにある．

　主な内容は，がん対策推進基本計画や基本的施策の策定，がん医療の均てん化の促進，がん研究の推進がある．

　厚生労働省の「がん対策推進協議会」は厚生労働大臣が任命した委員から成り，がん患者が初めてがん医療の政策立案過程に参画することになった．

3．介護保険制度の動向

　2000 年 4 月から介護保険制度が施行され，2006 年に介護保険法等の一部を改正する法律により，介護予防，施設サービス利用者負担，地域密着型サービス，権利擁護事業，地域包括支援センター，療養通所介護，介護サービス情報公表制度が創設された．

　2012 年には，介護サービスの基盤強化のための介護保険法等の一部を改正する法律（2011 年 6 月に成立）により，地域包括ケアシステムを構築するための地域密着型サービスとして定期巡回・随時対応型訪問介護看護や，複合型サービス（小規模多機能型居宅介護と訪問看護），重度者への医療ニーズ対応（介護福祉士等によるたんの吸引等），市町村の指定権限等主体的取組の強化などが始まっている．

4．医療と介護の連携強化

1）「社会保障制度改革国民会議報告書」から
　医療・介護サービスの提供体制改革については，「医療から介護へ」「病院・施設から在宅へ」の観点から，医療の見直しと介護の見直しは一体となって行う必要があることや，地域包括ケアシステムづくりを推進していく必要があり，2015 年度からの介護保険事業計画を「地域包括ケア計画」と位置づけることが挙げられている．さらに地域包括支援センター等で介護予防事業として行う「地域支援事業」を新たな効率的な事業として再構築し，介護予防給付については市町村が住民主体の取組を積極的に活用することが挙げられている．

2）2014 年の医療法等の改正に関する意見（案）から
　まず，地域医療ビジョンの策定に当たっては，2025 年の医療需要（入院・外来別，疾患別患者数等）を予測し，2 次医療圏ごと（在宅医療は市町村等を単位）に医療提供体制を実現するために，2015〜2016 年度にかけて策定することになる．

　また，在宅医療を充実し，医療と介護の連携の推進等を進めるためには，在宅医療の提供体

高齢者になっても住み続けることのできる住まい（国土交通省と厚生労働省の共管によるサービス付き高齢者向け住宅など）と住まい方を前提に，生活支援や福祉（見守り，配食，買い物など，多様な生活支援サービスの確保や権利擁護）がある.
　　そのうえで医療（24時間対応の在宅医療，訪問看護）と介護（リハビリテーション含む）と保健・予防（できる限り要介護状態とならないための予防の取組や自立支援型の介護の推進）の3つのサービスで構成される.

図1-1-2-1　地域包括ケアシステムとは

制（在宅医療を担う病院・診療所，薬局および訪問看護事業所等）は日常生活圏域での整備が必要で，都道府県と市町村で協議を行い，市町村間の調整および分析を行ったうえで適切な圏域を設定し，医療計画のなかに整備目標を定めるとしている.

　医療と介護を一体的に推進するためには，医療計画と介護保険事業計画の計画期間を揃え，双方の基本方針を整合的な内容とすること，市町村ごとに在宅医療を担う医療機関や訪問看護等の提供体制に係る目標や役割分担を取り決めて病状の変化に応じた病床の確保のあり方を医療計画に盛り込むこと，在宅医療と介護の連携等に係る市町村の役割を医療計画においても明確に位置づけることが挙げられている.

5．地域包括ケアシステムへ

1）地域包括ケアが目指す方向とケア提供者のあり方

　「地域包括ケア研究会報告書（2009年3月）」では，団塊世代が75歳以上となる2025年を視野に「24時間365日体制の安心感の提供」を実現するために，おおむね30分以内で駆けつけられる日常生活圏域で医療・介護・福祉サービスが一体的に利用できる仕組みが必要と提言されている.

　また，「地域包括ケア研究会報告書（2010年3月）」では，良質のケアを効率的に提供するための人材のあり方を提言し，「訪問看護において，より自律的に医療に携わる．病状観察・夜間を含む急変時の対応・看取りを行う」「要介護者に対する基礎的医療的ケアは医師・看護職員との連携のもとに介護福祉士が担う」「医師は在宅医療開始時の指導等」「理学療法士等はリハビリテーションのアセスメント・計画，困難ケースのリハビリテーションを行う」としている.

　2012年から「社会福祉士及び介護福祉士法」の改正に伴い，介護職員等の喀痰吸引と経管栄養の注入が，医師の指示の下に行う医行為として合法化されている.

　2013年10月に厚生労働省では地域包括ケアシステム（医療，介護，住まい，予防，生活支援が身近な地域で包括的に確保される体制をいう）の構築を推進していくことを支援するためには，厚生労働省内の部局横断的な連携が求められるため「医療・介護サービス提供体制改革推進本部」を設置した．地域包括ケアシステム推進の取組としては，先進事例の収集・提供自治体支援などを行うこととしている（図1-1-2-1）.

III. 終末期医療

1. 多死社会と在宅看取り

　今後約30年間，わが国では出生数よりも死亡数が上回り，多死社会であり人口減少社会となる．死亡場所をみると1950年代には在宅看取りが7割を超えていたが，数十年間で，わずか10数パーセントに減少した．およそ8割が病院での看取りとなり，病院死がわが国の文化といっても過言ではない実態がある．

　海外と比較しても非常に少ないと同時に，特別養護老人ホームでの看取りも少ない．今後，看取りの場所は，サービス付き高齢者向け住宅など居住系施設が担うことになろう．在宅での看取りは，本人のQOD（死の質）の向上を目指して医療・ケアチームが協働することになろう（図1-1-3-1～3）．

2. 終末期の医療保険・介護保険の評価

1) 医療保険におけるターミナルケアの評価

　死亡日および死亡前14日以内（15日間）に2回以上の訪問看護基本療養費（2日以上の訪問看護）を算定し，訪問看護におけるターミナルケアに係る支援体制について，利用者および

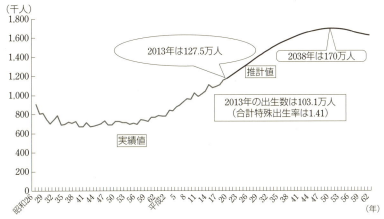

資料：平成16年までは厚生労働省大臣官房統計情報部「人口動態統計」
　　　平成17年以降は社会保障・人口問題研究所「日本の将来推計人口（平成14年1月推計）」（中位推計）

図1-1-3-1　わが国の死亡者数の推移

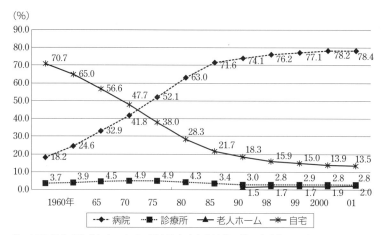

注：1990年までは老人ホームでの死亡は自宅またはその他に含まれている．
〔厚生労働省：人口動態統計，2001〕

図1-1-3-2　わが国の死亡場所の推移

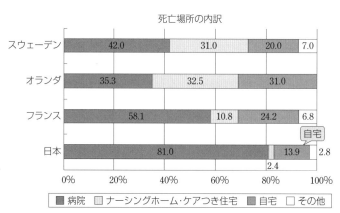

（注）「ナーシングホーム・ケアつき住宅」のなかには，オランダとフランスは高齢者ホーム，日本は介護老人保健施設が含まれる．オランダの「自宅」には施設以外の「その他」も含まれる．

（資料）スウェーデン：Socialstyrelsen *Dögen angår oss alla* による1996年時点
　　　　オランダ：Centraal Bureau voor de Statistiek による1998年時点
　　　　フランス：Institut National des Études Demographic による1998年時点
　　　　日本：厚生労働大臣官房統計情報部『人口動態統計』による2000年時点
〔医療経済研究機構：要介護高齢者の終末期における医療に関する研究報告書〕

図1-1-3-3　死亡場所の比較（スウェーデン，オランダ，フランス，日本）

　その家族等に対して説明し，在宅で死亡した利用者（24時間以内に在宅以外で死亡した者を含む）に1か所の訪問看護ステーションにおいてのみ，死亡月に訪問看護ターミナルケア療養費を算定できる．訪問看護におけるターミナルケアに係る支援体制（訪問看護ステーションの連絡担当者の氏名，連絡先電話番号，緊急時の注意事項等）について，利用者およびその家族等に対して説明する．訪問看護記録書には，死亡した場所，死亡時刻等を記載する必要がある．

第1部・第1章　エンド・オブ・ライフケアを必要とする社会的背景　　11

表 1-1-3-1

訪問看護ステーション	訪問看護ターミナルケア療養費	20,000 円
病院・診療所	在宅ターミナルケア加算	2,000 点

なお，介護保険の訪問看護と通算して2日以上で算定可である．最後に使った保険で死亡月に請求する（表1-1-3-1）．

【参考】　在宅がん医療総合診療料

　末期の悪性腫瘍の患者に対して，在宅療養支援診療所または在宅療養支援病院が，往診および訪問看護により24時間対応できる体制を確保し，連絡担当者の氏名，連絡先電話番号等，担当日，緊急時の注意事項等，往診担当医および訪問看護担当者の氏名を文書で提供していることが要件である．1週間を単位として，計画的な医学管理の下に総合的医療を提供した場合に算定する．

　　ア　訪問診療または訪問看護を行う日が合わせて週4日以上

　　イ　訪問診療の回数が週1回以上

　　ウ　訪問看護の回数が週1回以上の基準をすべて満たす場合に算定可となる．

2）介護保険におけるターミナルケアの評価

　介護保険要介護者を対象とし，ターミナルケア加算（2,000単位）の報酬がある．

　訪問看護記録書への記録内容は，終末期の身体症状の変化およびこれに対する看護，療養や死別に関する利用者および家族の精神的な状態の変化およびこれに対するケアの経過，看取りを含めたターミナルケアの各プロセスにおいて利用者および家族の意向を把握し，それに基づくアセスメントおよび対応の経過である．

3．終末期医療に関する調査から

1）「終末期医療に関する調査（2008年）」から

　一般国民では，自分が余命6か月以内の末期状態の患者になった場合に，63％は自宅を希望している．しかし，自宅で最期まで療養することは66％が困難と考え，わずか6％しか実現可能と考えていない．

　主な理由は家族等の介護負担への配慮と症状急変の不安であった．職種別に同じ調査で看護師の場合は，最期まで自宅で療養することは40％が困難と考えているが，37％は実現可能と考えている．一般市民との格差はなぜ起こるのか．介護保険制度や訪問看護等在宅医療制度の活用もできるようになって，家族介護負担の軽減や多様な治療の選択で症状コントロールも可能であること，どこで最期を迎えるかの選択肢も広がってきたことを知識としてもっているからではないだろうか．エンド・オブ・ライフケアの普及が必要である．

２）「人生の最終段階における医療に関する意識調査（2012 年）」から

　厚生労働省が 2007 年 5 月に「終末期医療の決定プロセスに関するガイドライン」を策定し，終末期医療の決定プロセスのあり方に関する検討会が「終末期医療の決定プロセスに関するガイドライン解説編」を示した．主な内容は次のとおりである．

　（1）終末期医療およびケアのあり方

　適切な情報のもと患者本人が決定することを原則に，医療行為の開始・中止等が多専門職からなる医療・ケアチームによって判断されることや不快な症状の緩和や患者・家族の精神的・社会的な援助が必要としている．

　（2）終末期医療およびケアの方針の決定手続き

　患者の意思の確認ができる場合は，患者の意思決定を基本とし治療方針の決定では患者と医療従事者が話し合って合意内容を文書にまとめるが病状の変化等で医師の変化にも留意して再確認を行う．患者の意思が確認できない場合は，家族が患者の意思を推定して最善の治療方針とするが，推定できない場合は患者にとっての最善の治療方針を家族と話し合う．家族がいない場合は医療・ケアチームに委ねる．

　（3）複数の専門家からなる委員会の設置

　(1)において決定困難や合意が得られない場合は，別途委員会を設置して検討し助言する．

　人生の最終段階における医療に関する意識調査の結果によると，上記ガイドラインを参考にしていない方が 2 割，ガイドラインを知らない方が 3〜5 割に達していた．もっと周知を図る必要があろう．

　本調査では，さまざまな終末期の状況において希望する治療方針をケースごとに確認している．たとえば「認知症が進行し，身の回りの手助けが必要で，かなり衰弱が進んできた場合」は末期がんのケースと比較して，さまざまな治療を「望まない」割合が高くなっている．末期がんでは抗生物質服用や水分補給は半数以上の人が望んでいたが，認知症のケースでは半数以下であった．

IV. おわりに

　在宅での看取りを希望された場合の訪問看護について最後に紹介したい．訪問看護師は，在宅での生活がより長く続くように退院時期を病院看護師と調整する．本人が在宅を希望しても家族の意思で左右される場合が多いので，訪問看護師は本人の希望が叶えられるように家族等の意思決定支援を行う．終末期は，起こるべくして起こりうる症状変化で急変ではない．もし，ホームヘルパーが下顎呼吸などをみて急変したと思い，あわてて救急車を呼び病院に搬送され

ると救命処置が行われる．なぜなら病院のミッションは「命を救う」ことだからである．最後になって本人の人生を変えてしまうことになりかねない．訪問看護師は主治医と密に連絡を取り，家族やホームヘルパー，ケアマネジャー（介護保険の場合）と予測される状態や経過の情報を共有できるようにコーディネートする．また，訪問看護師は主治医と連携して，24時間体制で，頻回に訪問し，症状コントロールや緩和ケア等を行う．

　人は，助産師の手により生まれ，また看護師に看守られて生を終える．生も死も病気ではなく人生の一部である．QOD（死の質）を高めるためには本人主体に家族等関係者が豊かな時間を共有できるように合意形成のもと最善を尽くすことである．亡くなった後もその人の尊厳を守り，さらに残された家族等とも語り合い，思いあい・支えあう関係を大事にして，エンド・オブ・ライフケアを実現したいものである．

（佐藤美穂子）

第 2 章

エンド・オブ・ライフケアとは

終末期の考え方
──ターミナルケア・緩和ケア・在宅ホスピスケアと
エンド・オブ・ライフケアの目指すもの──

1. エンド・オブ・ライフケアと社会的背景

　わが国では，2004年に高齢化率が世界第1位となり，この高齢化率は2050年まで首位を維持することが推計されている[1]．世界でもっとも急進する高齢社会を地域全体で支えるために在宅医療・在宅看取りの推進が進められている．現状のままでは，2025年推定死亡者数160万人に対し医療機関における病床数の現状維持，介護施設は現在の2倍に整備，自宅死亡1.5倍が見込めたとしても47万人の終末期ケアの提供が困難であると推計され，地域格差も問題とされている[2]．在宅療養を支えるためには地域医療完結型の医療が重要であることの認識が高まり2012年，①高度急性期への医療資源集中投入などの入院医療機能分化の強化，②地域包括ケアシステムの構築，③在宅医療の充実により，どこに住んでいてもその人にとって適切な医療・介護サービスが受けられる社会へとわが国は医療と介護が協働する在宅医療推進へと大きく舵を切った．次いで，重度な要介護状態となっても住み慣れた地域で自分らしい暮らしを人生の最期まで続けることができるよう，住まい・医療・介護・予防・生活支援が一体的に提供される地域包括ケアシステムの構築の実現を大きく掲げた．さらに地域差をなくすために，地域の自主性や主体性に基づき，また，地域の特性に応じて市町村単位で作り上げ進めていくことが提示されている．これらの方向性は介護を中心とした生活支援と医療とが共存し統合的ケアサービスとして地域ケアシステムに組み込み，地域に看取りの場を確保しようとする戦略である．

　このようにわが国におけるエンド・オブ・ライフケアは，今後の在宅看取り対策として，医療と介護の連携を強化し，地域全体での看取り体制の構築が必要不可欠であるという文脈で進められている．これは病院中心の医療から地域医療への重点化，プライマリケアの充実へとシフトする生活を中心とした医療システムの変革である．同様に，国民の生や死に対する意識変革や医療の受け方に存在する価値観の意識化とパラダイムシフトを意味している．しかも，地域包括ケアシステムの構築は介護保険事業計画と医療計画とが融合し都道府県と市区町村単位で進められる．ゆえに地域格差の是正とその格差あっての地域性や生活文化の尊重といえるだろう．このことは，エンド・オブ・ライフケアのあり方を当事者の目線で主体的に模索する必要性が求められていると考える．老いや病を抱えながら地域社会で生活し続ける人々がその暮らし方，家族との関係性や生と死に関する価値観を国民1人ひとりが自ら深く問い，社会との関わりのなかで新たな生き方の探求をすることが重要である．それゆえ，専門家のみならず，すべての国民への意識改革が必要とされる．その一方で，地域医療や病院医療文化のなかでわ

が国の生活文化に即した患者・家族の意思決定支援のあり方，法整備や制度づくりは未整備な状態であり，今後の仕組みづくりが急務であると考える．

2．エンド・オブ・ライフケアとその関連用語

　エンド・オブ・ライフケアの用語の定義をいくつか紹介するが，いまだあいまいである．まずアメリカ NIH（National Institutes of Health；アメリカ国立衛生研究所）のエンド・オブ・ライフケアの定義では，「確かな定義はないが①現在，慢性疾患症状や機能低下が認められること，②回復の見込みのない病状でケアを必要とする状態，③高齢や機能低下で動けないか，生命の危機状態であることを含む」とし 3 要件が挙げられている[3]．またヨーロッパでは，「広義には患者，家族，専門職が病気による死を自然の死ととらえ，長くても 1 年から 2 年の期間で亡くなるとわかる状態をさし，狭義では，亡くなる数時間，数日単位の時期に全人的なケアを提供する専門的ケアである」としている[4]．一方わが国では，終末期医療，あるいはターミナルケアの代替語として表記され，がんでない慢性疾患患者も含めることを言及し対象者の拡大を付記して説明することが多い．さらに日本緩和医療学会による看護師の緩和ケア教育プログラムである ELNEC-J（the End-of-Life Nursing Education Consortium Japan；エルネック・ジャパン）コアカリキュラムでは，「エンド・オブ・ライフケアとは病いや老いなどにより，人が人生を終える時期に必要とされるケア」とし，そのケアの特徴として，①その人のライフ（生活・人生）に焦点をあてる，②患者・家族，医療スタッフが，死を意識したころから始まる，③QOLを最期まで最大限に保ち，その人にとってのよい死を迎えられるようにすることを目標とする，④疾患を限定しない，⑤高齢者も対象とすると定義されている[5]．
　このようにエンド・オブ・ライフケアの定義を概観すると，いくつかの共通性を見いだすことができる．そこで，われわれ千葉大学大学院看護学研究科エンド・オブ・ライフケア看護学では，2011 年に看護実践における倫理的視点から「エンド・オブ・ライフケアとは診断名，健康状態，あるいは年齢にかかわらず差し迫った死あるいはいつかは来る死について考える人が，生が終わる時点まで最善の生を生きることができるように支援すること」であると新たに定義した[6]．さらに実践において，エンド・オブ・ライフケアの考え方を反映させるべき重要な点として付記していることは，エンド・オブ・ライフケアとは，患者とその家族と専門職との合意形成のプロセスであるということである．このプロセスでは図 1-2-1 に示すとおり 5 つの側面の視座を強調している．
　この定義の重要点は，病気であるか否かにかかわらず人が老いて生きる過程が自然なものであり，その過程においてその人自身が「生きること」を意識するということである．さらには，自分自身のあり様を意識化することで，その人自身がどう生きたいのかという「主体的な生き方，そのあり様の模索」から始まるものであると考える．すなわち，エンド・オブ・ライフケアは自分の「生老病死」を考え，自覚することから始まるものである．このことは，人間としていかに生きるべきかを自分に問うものであり，「自分らしく最期まで生きる」「自分に

診断名，健康状態，あるいは年齢にかかわらず差し迫った死あるいはいつかは
来る死について考える人が，生が終わる時点まで最善の生を生きることができ
るように支援すること

> 患者とその家族と専門職者との合意形成のプロセスである．
> 以下の特徴を有している．
> 1) その人のライフ（生活や人生）に焦点をあてる．
> 2) 患者・家族・医療スタッフが死を意識したときから始まる．
> 3) 患者・家族・医療スタッフがともに治療の選択に関わる．
> 4) 患者・家族・医療スタッフがともに多様な療養・看取りの場の選択を考える．
> 5) QOL を最期まで最大限に保ち，その人にとってのよい死を迎えられるように
> することを家族（大切な人）とともに目標とする．

そのためには，病期としてではなく自分の生の一部としてエンド・オブ・ライフに
ついて考え，周囲の人，大切な人と語り合う文化を創り出すことが重要である．

〔Izumi S, Nagae H, Sakurai C, et al.：Defining End-of-life care from the perspective of
nursing ethics. *Nursing Ethics*, 19（5）：608-618, 2012〕

図 1-2-1　エンド・オブ・ライフケアとは

とって最善とはなにか」を考えることである．それは"エンド"から連想する終末だけの問題
ではなく，大切な人との出会いと別れ，ライフイベントをとおして病気のみならず，当たり前
の日々の生活のなかに存在し，生活の延長線上にあるいつかは来る死＝"エンド"を意識し，
「どう生きるか」考えるということなのである．

3．終末期ケアからエンド・オブ・ライフケアへ（図 1-2-2）[7]

　終末期ケアはターミナルケアと同義であり，1950 年代からアメリカやイギリスで提唱された
考え方で，その意味は「積極的な治療効果が望めない状態となり，予後不良で数か月のうちに
亡くなることが予測される人へのケア」とされている．疾患の治療を積極的に行う時期から，
終末期の治療と切り替えるいわゆる「ギアチェンジ」されたあとの治療やケアの総称である．
英国のホスピスの創始者である Saunders C. M.[8]は「ターミナルケアとは，死が確実に接近し，
それがあまり遠くないと感じられる患者で治療方法をとらない方向に医療体制が向いており，
症状を軽くさせ，患者と家族の両方を支えようとするようになった時のケアである」と定義し，
①患者をひとりの人格者として扱う，②苦しみを和らげる，③不適当な治療を避ける，④家族
のケア，死別の苦しみを支える，⑤チームワークによる働き，の 5 つをケアの焦点として挙げ
ている．この定義から，ターミナルケアとは予後不良であること，治療法がないことがターミ
ナルな状態を引き起こし，そのような状態になった人への全人的ケアといえる．
　緩和ケアという用語においても 2002 年世界保健機関（World Health Organization；WHO）[9]に
改定された定義では全人的苦痛に「スピリチュアル」という側面が明記されたこと，苦しみの
「予防」という観点が加わったことが重要であるとされている[10]．加えて，早期からの緩和ケア
介入の重要性が示され，がんのみならず，すべての生命を脅かす疾患が対象であるとされたこ
とも意義がある．このように緩和ケアの新しい定義では，対象疾患は非がん疾患や高齢による

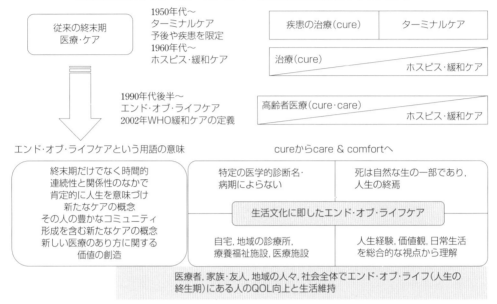

〔長江弘子：生活文化に即したエンド・オブ・ライフケア．（長江弘子編）看護実践にいかすエンド・オブ・ライフケア，第1版，3，日本看護協会出版会，東京，2014 より一部改変〕

図 1-2-2　終末期ケアからエンド・オブ・ライフケアへ

機能低下状態も対象と考えられている．まさに高齢者医療が直面している課題に対応するため，緩和ケアの考え方は痛みや呼吸困難を「苦痛」と考えるだけではなく，高齢であるがゆえに生じる日常生活機能の低下，認知機能の低下，心理社会的苦痛など，喪失や悲嘆による痛みが生じることも視野に入れることが重要であると差し示したことになる．しかも病状は慢性化しており複数の疾患を併せ持ち，複雑で個人差があるため治療のエビデンスが少ない．加えて，高齢である場合には症状の出現も緩徐ででにくく，出現すると重症化していることも少なくないことが挙げられる[11]．また意思決定においても，症状の進行に加齢も加わり認知機能の低下から本人の意思が反映されにくいため，高齢者の自律や尊厳，家族関係に関連した苦痛も生じやすいなど，「苦痛」という意味は多岐にわたる．それゆえ，緩和ケアはがんによる症状緩和を中心としたケアの概念から大きく広がりつつある．

一方，近年の終末期に関する主要な定義では，終末期という時期や状態の明記，そしてそれをどのように合意していくかについて言及したものがみられる．2009年ヨーロッパ緩和ケア協議会（European Association for Palliative Care：EAPC）での定義[4]は，「病状の最終ステージで生命の危機に瀕している状態，数日で亡くなる可能性がある状態」としている．アメリカNIH[3]では「終末期やその移行期には明確な定義を提供するエビデンスはない．時間枠で決定するべきではない」とし，これを受け2011年日本老年医学会から出された終末期の定義では，「病状

が不可逆的かつ進行性で，その時代に可能な最善の治療により病状の好転や進行の阻止が期待できなくなり，近い将来の死が不可避となった状態」とされ，高齢者は，「終末期」にあると判断されても，余命を予測するための医学的成績の集積が現状では不十分であり，余命の予測が困難であるとして，「終末期」の定義に具体的な期間の規程を設けないと表明された．しかし，予後予測が困難であるのは，高齢者ばかりではなく慢性疾患等，いわゆる非がんの予後予測は困難であることが指摘されている．それゆえ，全日本病院協会の終末期医療のガイドライン(2009)[12]では，終末期とは以下の3条件を満たす場合を指すとして，①医師が客観的な情報を基に，治療により病気の回復が期待できないと判断すること，②患者が意識や判断力を失った場合を除き，患者・家族・医師・看護師等の関係者が納得すること，③患者・家族・医師・看護師等の関係者が死を予測し対応すること，が明記されている．

　これらの指針から終末期は，慢性疾患を重複して有する高齢者を念頭にいれ，複雑で多様化した終末期の状態を，第一義的には客観的に状態像を把握することが重要であることを示したと考える．次いでそのことを単に医師のみが把握するだけではなく，その状態像を本人・家族，看護師等の関わる関係者すべてが「終末期である状態」を合意する．そして「死を意識して対応するチームアプローチ」を開始するという終末期ケアにおける合意形成と多職種協働の重視が強調されたと考えられる．近年，多数の学術団体で終末期医療の治療差し控えに関するガイドラインが発表された．これらの指針のなかでは，この終末像をどうとらえるかの議論とともに関係者の合意形成とチームアプローチは欠かせない手続きとなっている．すなわち，終末期ケアにおいて，専門職に求められることは病状判断のための客観的情報の共有と判断とそれに基づく病状の軌跡を描きながら，その人の人生の豊かさをも含めた尊厳あるケアに向けた個別化した最善の医療とケアのための合意形成が重要であることが明示されたといえる．

4．地域で支えるエンド・オブ・ライフケア

　エンド・オブ・ライフケアは，年齢や健康状態にかかわらず生の終わりを意識した人の生き方に焦点をあて，数年単位のことから死の差し迫った数時間前まで，死がこの世を分かつまでのときを示すのである．「エンド」は「終わり」を，「ライフ」は「いのち・生活・人生」を意味し，だれでもいつかは訪れるいのちの終わりについて考える人が，最期までその人らしく生きることができるように支援することである．病気だけではない，その人の人生を終えるという「生老病死」の苦しみを和らげるケアを含んでいる．Frail（虚弱）という概念が重要である．人が生き，老いていく自然な営みのなかに病気や加齢という不可逆性の意図しない衰弱，筋力低下，活動性の低下，認知機能の低下，精神活動の低下も含み，それを受け入れ少しでもその傾斜を和らげるケアなのである．そのプロセスは体のつらさ，気持ちのつらさ，病気や体力の低下のために自分の役割が果たせなくなったときのつらさ，歳を重ねるにつれ自分で判断することがむずかしくなったときのつらさ，自分のいのちはもう最期かもしれないと感じるときのつらさ，家族に迷惑をかけたくないと考えるときのつらさ，金銭的に困ったときのつらさ，生

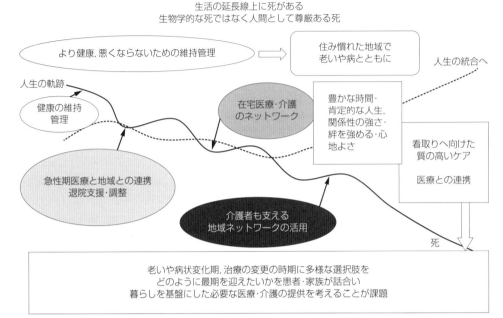

〔長江弘子：生活文化に即したエンド・オブ・ライフケア．（長江弘子編）看護実践にいかすエンド・オブ・ライフケア，第1版，9，日本看護協会出版会，東京，2014 より秋山正子氏提供の図を一部改変〕

図 1-2-3　地域を含めて看護で支えるエンド・オブ・ライフケア

活や医療における大切な選択をするときのつらさなど，いろいろなつらさに対して関わり，いのちや生活の質を高めることを目指すケアである．図 1-2-3 に示すように地域にこそその人の生きる場があり，その生活の延長線上に死があり，そこに向かっていくまでのプロセスを曲線で示している．実線は身体的な機能低下を示し，点線はいのちの質や人間としての豊かさの程度が死に向かっていくにつれて人生の統合へと向かっていくことを示している．この点線がその人らしく最期まで生きること，それが人間らしくある意味を示し，この曲線がエンド・オブ・ライフケアのケア目標として目指すあり様である．ケア提供者は時間軸で示された実線と点線の状態を「その人」全体として受け止め，ひとりの人間としてこれまでどのような人生を歩まれたのか，その人の物語を最大限理解しその人の人生の幕引きを看送る身近な人たちとともに経験する尊い学び合いのときをすごすことを目指すのである．

　エンド・オブ・ライフケアは「その人が最期まで最善の生を生ききる」ことを支えるケアである．それは，身体的な機能は低下し生物学的な死は避けられない事実であるが，死がこの世とその人を分かつまで，その人にとって望ましい状態でその人が存在すること，「今ここにいる/being」ことを尊ぶことであり，その人の望ましい状態（good death），そして尊厳をもって生きること（dying with dignity）を支えるスピリチュアリティに働きかけるケアである[13,14]．

【第2章文献】
1）内閣府：平成 25 年度高齢者白書．7-48（2013）．

2) 厚生労働省：地域包括ケア研究会報告書（2013）.

3) National Institutes of Health：National institutes of health state-of-the-science conference statement of improving end-of-life care（http://consensus.nih.gov/2004/2004EndOfLifeCareSOS024html.htm, 2015.4.20）.

4) European Association for Palliative Care：White Paper on standards and norms for hospice and palliative care in Europe：part 1. *European Journal of Palliative Care*, **16**（6）：278-289（2009）.

5) 日本緩和医療学会教育研修委員会ELNEC-J作業部会：ELNEC-Jコアカリキュラム指導者ガイド2011. モジュール1スライドNo. 10（2011）.

6) Izumi S, Nagae H, Sakurai C, et al.：Defining End-of-life care from the perspective of nursing ethics. *Nursing Ethics*, **19**（5）：608-618（2012）.

7) 長江弘子編：看護実践にいかすエンド・オブ・ライフケア. 2-36, 日本看護協会出版会, 東京（2014）.

8) Saunders CM：The Management of Terminal Disease. Edward Arnold, London（1978）.

9) World Health Organization：WHO definition of palliative care（http://www.who.int/cancer/palliative/definition/en, 2013.3.28）.

10) 柏木哲夫：生と死の医学　連載　終末期医療をめぐる様々な言葉. 総合臨床, **56**（9）：2744-2748（2007）.

11) 鈴木裕介, 井口昭久：2. ターミナルケアの考え方, II高齢者総合医療, 高齢者医療の現状と展望. 日本内科学会雑誌, **93**（12）：18-23（2004）.

12) 全日本病院協会：終末期医療のガイドライン（http://www.ajha.or.jp/topics/info/pdf/2009/090618.pdf, 2013.3.18）.

13) 長江弘子：看護実践にいかすエンド・オブ・ライフケア. 10-14, 日本看護協会出版会, 東京（2014）.

14) 長江弘子：看護実践にいかすエンド・オブ・ライフケア. 86-92, 日本看護協会出版会, 東京（2014）.

（長江弘子）

第3章

アドバンス・ケア・プランニング，その意義と効用，わが国での活用

I. アドバンス・ケア・プランニング（ACP）とは

　エンド・オブ・ライフ，人生の終焉を自ら意思決定しながら，どのように生きるかは1人ひとりの大きな課題である．"最期までその人らしい最善の生"を生き，"よい死"を迎えることができるためには，質の高いエンド・オブ・ライフケア（end-of-life care；EOL）が求められる．アドバンス・ケア・プランニング（advance care planning；ACP）は，最期まで自分らしく生きることを支援するアプローチであり，エンド・オブ・ライフケアの核となる実践として発展してきた．

1. ACP の定義

　ACPの定義はさまざまであり一致した見解は提示されていない．ACPの先進地であるイギリス National Health Service（NHS；国民保健サービス）のガイドライン[1]では「個人およびそのケア提供者との間で行われる自発的な話し合いのプロセスであり，個人の希望を明確化することが重要でその個人の気がかりや価値観，ケアのゴールを話し合いに含む」としている．また，わが国では阿部ら[2]が ACP の定義を概観し，その内容には，①患者と医療者や家族などのケア提供者がともに行うこと，②意思決定能力の低下に先立って行われること（advance は「あらかじめ，前もって」を意味する），③プロセスを指していること，の3点がほとんどの定義に共通していると指摘したうえで「将来の意思決定能力の低下に備えて，今後の治療・ケア，療養に関する意向，代理意思決定者などについて患者・家族，そして医療者があらかじめ話し合うプロセス」と定義している．本稿では，話し合う内容および ACP のアプローチは人生のさまざまな局面で継続的に行うことが必要であることを念頭に「将来の意思決定能力の低下に備えて，今後の治療・ケア，療養について，患者・家族など大切な人と医療者が話し合うプロセスである．話し合う内容は，現在の病状と今後の見通しのみならず患者の価値観や希望，人生や生活の意向を含む．それらの内容は心身状態の悪化など病状が経過するなかで変化することを前提として，さまざまな局面で繰り返し行われるものである」と定義する．

　ACP は，特にエンド・オブ・ライフに集中して実施される場合が多い．エンド・オブ・ライフにおいて適切なタイミングでACPを実施することにより，治療の希望や最期をすごしたい場所，ともにすごしたい人など患者自身の意向に沿った医療やケアの実施を選択することが可能となり，そのことが最期まで尊厳ある生を生きることにつながるからである．しかし，本来ACP は医療やケアに関することに留まらない．広義の意味では「自分の生をいかに生きるか」という自分の信念や価値観を反映した人生や生き方の問いそのものである．また，現在は健康

であっても事故や疾患などはいつ，だれに起こるか予測できないものである．したがって健康な人も含めてすべての人がACPの対象となる．実際にACPに先進的に取り組んでいる海外の諸地域においては，高齢がんの終末期のみならず，また内容も医療の選択だけでなく，その人らしく生きるための全体的な目標を支援するための取り組みと考え，健康な地域住民を対象に実施している．

2. アドバンス・ディレクティブとの違い

ACPと関連ある用語としてアドバンス・ディレクティブ（advance directive；AD）がある．ADは，判断能力のある成人が，将来自分が判断能力を失ったときに備えて，自らに行われる医療に関する意向を示しておく事前指示であり，①医療に関する代理意思決定者の選定と提示，②個々の治療の選択と医療者への指示を含む．その内容は，いかなる治療にも反応しない不治の進行性病変で，死が目前に迫っている患者に対して心停止・呼吸停止の場合に蘇生処置を行わないことを前もって指示しておくDNAR（do not attempt resuscitation；蘇生不要）オーダーを包含する[3]．一般的にそれらを文書で示したものをリビングウィルとよんでいる．本来ADはACPの結果として作成されるものであり，その内容はACPとあまり変わらないが，ADは患者本人のみの決定に基づきひとりで書類を作成することで成立する．したがって患者が選択・決定した判断の根拠や背景を，家族や医療者が理解することがむずかしいという側面がある．これは，ACPが話し合いのプロセスのなかで患者・家族・医療者が相互に価値観や希望，選択の背景などを理解し共有することを重要視していることと大きく異なる．

II. ACP を必要とする背景とその意義

1. ACP を必要とする背景

アメリカやカナダは，1990年ごろから最期まで患者の意向を尊重した医療の提供がなされることを目的にACPの普及に努めてきた．その背景として，ターミナルの時期にある多くの患者は自分自身に提供される医療について自らの意向を表明しておらず，患者の希望がなにであるか不明のまま希望しない延命治療が施されるなど，尊厳が守られない状況で亡くなることが多かったことが挙げられる．また家族は，患者が判断不能となった事態のなかで，自分の大切な人の生命に関わる医療の選択をしなければならないことに直面して大きな責任を感じるとともに，患者の意思決定の代理者として行った選択が患者にとって最善の選択であったのか，と患

者が亡くなった後も苦悩していた．そして，これらの状況は医療従事者にも大きな影響を与えていることが指摘されていた[4]．このような背景のなかで，事前指示を文書で示す AD の作成を促進する動きが各地域で試みられた．しかしながら，医療の実施の有無に法的な裏づけを与えることを目的に患者から機械的に情報を収集し AD を作成しても，患者の意向を尊重した医療とケアの実践につながらず，患者や家族の QOL を向上することはできなかった[5]．一方で ACP の実践は，患者と家族の満足度を向上し[6]，死亡前に積極的な延命治療を受けることが少ないため，精神的にも安定し，ホスピスケアを受けることに貢献したと報告された[7]．

2. ACP の意義と効用

　ACP は，患者自身の QOL に関わる信念や価値，医療やケアの希望について，患者・家族など大切な人と医療者が話し合い，対応するプロセス全体である．そのプロセスにおいて患者は自分の人生や生活に不可欠な人や大切なもの，生きがいなどについて振り返る機会を得て自分の望む生き方を自らの言葉で表明し，それを家族や医療者と共有する．このことによって患者は自分の意向を基に生活を組み立てることが可能となり，自分の生活へのコントロール感をもつことができる．患者自身の意向に沿った医療やケアの選択は，最期まで尊厳ある生を自分らしく生きることに貢献する．このときに必要なことは患者，家族，医療者の 3 者がやり取りする情報の意味や選択の理由を相互に理解し，ともに"患者の最善とはなにか"を考え吟味することである．決して，家族や医療者が患者の意見をそのまま吟味することなく受け入れることではない．患者の最善についてそれぞれの立場で考え，互いの価値観を受け入れながら相互に理解していくプロセスが重要である．そのなかで患者は，たとえ近い将来，意思決定能力を失ったとしても家族や医療者が自分に施される医療や生活の選択において自らの希望や意思を尊重してくれるであろうという信頼関係を認識する．さらに家族や医療者にとっても，これが患者にとって最善であったと推察できる選択，そして看取りにつながるのではないであろうか．

3. ACP に重要な対話

　ACP において重要であるのは選択や決定の内容のみでなく，患者，家族が病状や医療によって影響を受ける生活や人生のあり様をどのようにとらえているかの思いや認識，治療やケアの選択と決定に至る葛藤と理由，そこに至るライフレビューを医療者も含め相互に理解しあう"対話"である．このとき，医療者は患者の気がかりやなにを大切にし希望はなにかの表明を支援し，これまで患者と家族がどのような人生を生きてきたかに心を傾けることが必要である．対話によって表明された患者の意向と希望は，「医療者がチームで取り組むべき目標」と考えなければならない．
　ACP における意思決定は，従来のインフォームド・コンセントのように医療者が患者の病状と治療の可能性や選択肢について説明し，その内容に対して患者が同意するという意思決定プ

ロセスではなく，また患者ひとりで決定するものでもない．医療の選択だからといって，医療者が提示する治療データなど一般的な情報のみで患者が選択しているわけではない．患者個人の状況が勘案されて初めて個別化したその人の選択になり得る．患者と家族がともに歩んできた人生や生活を振り返りつつ，最期までどう生きたいかを話し合い，医療者も含めた3者が"患者の最善"に向けてともに考え，相互に提示する情報の意味を共有しながら合意形成していく"対話"のプロセスが必要なのである．これは清水[8]が「情報共有─合意モデル」という意思決定プロセスとして提示している．

　生命の維持に影響を与える医療の選択は，これが唯一の正しい選択だといえる決定はない．だからこそいっしょに考え悩むプロセスが重要であり，それが患者，家族や医療者にとって納得の源となり得るのではないだろうか．そして，人の意思は状況によって変化することを前提として"対話"は繰り返し続けなければならない．疾患や障害の診断・告知を受けたとき，疾患過程で病状が悪化・再発したとき，効果が得られずやむなく治療を中断するとき，死が避けられないときなど，直面する状況によって患者，家族ともに感情は揺れ動く．あらゆる局面を含むプロセスにおいて，選択や決定の内容は幾度も変更できることを前提に，対話の機会を繰り返し持ち続けることが必要である．

III. 海外における先進地の取り組み

1. 海外における ACP の展開

　ここでアメリカ，ウィスコンシン州ラクロスで開発されたACPの代表的なプログラムであるリスペクティング・チョイス（Respecting Choices®）と，そのプログラムを地域で展開しているカナダ，ブリティッシュ・コロンビア州（province of British Columbia；BC州）の実践例を紹介する．

　Respecting Choices® は，人が自分の望む最期を迎えられるように個人を支える社会づくりを目指した取り組みであり，すべての健康状態，治療の全過程において ACP の実践は必要との理念をもち，健康な人も対象にコミュニティ全体で展開している．対象を健康レベルに応じて3段階に分け，first steps（第1段階）は健康な段階にある人，next steps（第2段階）は疾患の悪化過程にある人，last steps（第3段階）は予後1年程度が予測される人として，各段階に相応した ACP アプローチの実践とファシリテーターの育成を行っている[9]．このプログラムは，カナダ，オーストラリア，ドイツ，シンガポール等の国々や地域で導入されており日本でも近年紹介され，導入が試みられている．本プログラムの導入によりラクロス地域では，死亡時に

受けていた治療と AD で確認できる患者の希望した治療の一致率が高いことから，患者の望みを尊重した，より質の高いエンド・オブ・ライフケアが提供されていたと推定された[10]．

2. カナダ BC 州における ACP の展開

カナダ BC 州は，コミュニティにおける EOL の普及に先進的に取り組んでおり "より多くの人が患者と家族の希望を中心においた緩和ケアを住み慣れた自宅で受けること" を目的に 2001 年 BC Palliative Care Benefits Program を政令化した．BC 州は質の高い EOL を推進するため体系化した ACP の実践が必要と考え，ACP プログラム運営委員会を組織して国内外の ACP プログラムの実施状況や成果を調査した．その結果，BC 州の目指す方向性が Respecting Choices® プログラムの目的と合致したため導入した．2010 年には Respecting Choices® を基盤にナショナルフレームワークを提示し，カナダ全土に ACP を普及する取り組みが続けられている[11,12]．ACP プログラムは，その実践の質を向上し，よいプログラムの開発や教育を促進するため 4 つの構成要素（engagement, education, system infrastructure, continuous quality improvement）を核に構築された．①Engagement（責務や関わり）は，法的な位置づけを明確化し関わる医療専門職の役割と倫理的な規範を示し，医療専門職のみならず地域住民による普及活動や成果評価の重要性を示した．普及の場所も医療機関等のみでなく，教会，ショッピングセンターやコミュニティセンターなど住民の生活に密着した場所で展開している．②Education（教育）は，ACP の教育内容と対象およびファシリテーター育成の教育内容と対象を示している．ファシリテーターは，ソーシャルワーカーや看護師，OT（occupational therapist；作業療法士）や PT（physical therapist；理学療法士）など専門職が中心である．③System infrastructure（システム基盤）は，ACP の実践についての方針とプログラム開発を継続する必要性を提示している．また，ACP のコミュニケーションを支援するツール "My Voice：My Advance Care Plan" など ACP のガイドを紹介し，この冊子に ACP の内容を記録して患者本人そして選定された代理意思決定者がともにサインし保管する仕組みを提示している．④Continuous quality improvement（継続的な質の改善）は，プログラムを展開した成果について，研究を基に評価することでプログラム内容や普及活動，教育内容などを改善し続けることの必要性を記した．BC 州では，教育を受けたファシリテーターを中心に上記のツールを用いながら，多様な場（医療機関においても入院施設のみならず外来，そして地域の施設や在宅ケアのサービス事業所，健康な人たちが集うコミュニティセンターなど）で ACP の実践が行われている[4,13]．

IV. わが国での活用

1. わが国の状況と課題

　欧米でのACPの実践の展開やシステムは，そのままの形で日本に導入することには課題がある．医療における意思決定，人生を最期までいかに生きるかの問いは，文化的差異や医療システム，そして法的な整備状況が影響するためである．欧米でのACPは法的に制度化を進めた背景があり，わが国において法的にどのように整備していくかは今後の検討課題である．また患者も医療者もともに，医療の目的を治すことと考え，病院で完結する医療の歴史のなかで大病院志向と医療のことは医療者に委ねるという風潮が長く続いており，患者と家族が医療者に疑問を投げかけ懸念を解消しながら自分の意思や希望を説明していくやり取りに慣れてはいない．しかしながら近年は「終活」という言葉で自らの最期を考えていく取り組みや，医療者へのおまかせではなく医療の選択に患者自ら積極的に参画し決定しようとする傾向もみられてきた．そして，個人の希望に沿った生き方，生活のあり様を叶えるため「本人・家族の選択と心構え」を土台に住まいと住まい方，地域にある資源の活用を考えていこうとする地域包括ケアシステム[14]は，疾病や障害により医療・ケアが必要になっても，住み慣れた地域で自分なりの生活を組み立てることを具現化するものである．その具現化のためにACPのアプローチは有効であろう．その人らしく最期まで生きることを支えるには，ACPの普及とともに，住み慣れた地域で住まい続けられるコミュニティの形成，自分たちの「生と死」について住民同志が語り合える地域文化，患者・家族と医療者が上下関係なくフラットに話し合える医療文化を醸成することとが相互に基盤として発展する必要がある．

　終末期医療に関しては2007年5月に『終末期医療の決定プロセスに関するガイドライン』（厚生労働省）が策定され，終末期医療およびケアのあり方として適切な情報と説明の実施，それに基づいた患者と医療従事者の話し合い，患者本人による決定を基本とすること，そのうえで患者の意思確認ができない場合には家族，医療者が患者にとっての最善を考え医療を進めることが提言された．その他にも，2008年2月日本医師会から『終末期医療に関するガイドライン』，同2008年2月日本学術会議から『終末期医療のあり方について，亜急性型の終末期について』，2012年6月に日本老年医学会から『高齢者ケアの意思決定プロセスに関するガイドライン』などのガイドラインが示され，①患者の意思を確認することが基本であること，②患者の意思が確認できない場合は患者の最善について家族や医療チームで検討することの重要性が説かれている．このように，現在わが国でも医療機関や在宅ケアの場において患者の最善の生を支えるための医療の取り組みが模索されている[15]．

2. わが国で ACP を推進するために

　ACP は新しい概念ではあるが，実践の内容は"その人らしく生きる"を支えるアプローチであり，エンド・オブ・ライフケアのコミュニケーションプロセスであるとともに，われわれ看護師にとっては特別なことではなく日々の看護実践そのものと考える．終末期だけではなく悪性疾患だけでもない．難病を抱えながら在宅で生活する療養者が自分らしくあり続けることの支援，慢性疾患で外来通院中の患者が疾患の悪化を予防しながらどう生きるかを支えること，老いを意識し始めた高齢者が今後も健やかに生きるためにどのように医療をじょうずに組み込みつつ生活することへの支援，訪問看護師や外来看護師，地域包括支援センター保健師が予防の視点をもち，先を見越して生活と医療を統合する看護の実践はACPのアプローチにほかならない．さらにいうなら，病状が悪化している終末期や緊急時の厳しい状況のなかで生命や人生に関わる重要な選択や意向を，情報を整理しながら話し合うことはむずかしい．だからこそ，心身状態が安定しているときから対象となるその人と家族，医療者が信頼関係の構築を基盤にACP を開始することが重要といえる．

　ACP の先進地と同様にわが国においても ACP を推進するためにはファシリテーターの育成は不可欠であり，2014 年度からわが国で唯一のエンド・オブ・ライフケア看護学の教育研究機関である千葉大学大学院エンド・オブ・ライフケア看護学の長江らとともに看護師を対象にファシリテーターの養成研修を実施している．研修会においては，①知識：臨床倫理と法的側面の理解と ACP の概念の理解，②技術：ACP を実践するスキルとして対話による合意形成とチームビルディングと調整，③態度：自己と他者の価値に関する柔軟性・創造性と人間関係における共感的態度，が修得できるようにプログラム化し，評価分析しながらよりよいプログラムの構築を試みている．患者の生き方と生活に寄り添い，医療チームの合意形成のイニシアチブをとり，患者の最善に向けて取り組む多職種チームの構築を担うACPのファシリテーターとして看護師は重要な役割を担うと考える．ただし，ACP は人生のさまざまな局面や状況に応じて必要であることからファシリテーターは看護師のみではなく，ソーシャルワーカーなど他職種も担っていく必要がある．今後もわが国の医療制度や文化に必要なACPアプローチのあり方とファシリテーター育成など含めたシステムの構築を考え続けなければならない．

【第 3 章文献】
1) The University of Nottingham：Advance care planning：A guide for health and social care stuff（www.ncpc. org.uk/sites/default/files/AdvanceCarePlanning.pdf,2015.4.28）.
2) 阿部康之，木澤義之：アドバンス・ケア・プランニングと臨床倫理.（長江弘子編）看護実践にいかすエンド・オブ・ライフケア，38-44，日本看護協会出版会，東京（2014）.
3) McCune SL：Planning for End-of-Life Care：Where Are We and How Did We Get Here? In Advance Care Planning：Communicating About Matters of Life and Death, eds. by Rogne L, McCune SL, 11-32, Springer Publishing Company（2013）.
4) Hoffmann CB：Passion, Persistence, and Pennies. In Advance Care Planning：Communicating About Matters of Life and Death, eds. by Rogne L, McCune SL, 273-287, Springer Publishing Company（2013）.

5）Danis M, Southerland LI, Garrett JM, et al.：A prospective study of advance directives for life-sustaining care. *N English J Med*, **324**：882-888（1991）.

6）Detering KM, Hancock AD, Reade MC：The impact of advance care planning on end of life care in elderly patients：randomized controlled trial. *BMJ*, **340**：c1345（2010）.

7）Wright AA, Zhang B, Ray A, et al.：Associations between end-of life discussions, patient mental health, medical care near death, and caregiver bereavement adjustment. *JAMA*, **300**（14）：1665-1673（2008）.

8）清水哲郎：身近な事例から倫理的問題を学ぶ．臨床倫理ベーシックレッスン．（石垣康子，清水哲郎編著）45-48，日本看護協会出版会，東京（2012）.

9）谷本真理子：アドバンス・ケア・プランニングとは？：患者にとっての最善を考える．（長江弘子監）*Nursing Today*, **28**（3）：32-37（2013）.

10）和泉成子：アメリカ合衆国ラクロスでの取り組み，A：欧米における実践例，3）アドバンス・ケア・プランニングの組織的アプローチ．（長江弘子編）看護実践にいかすエンド・オブ・ライフケア，50-54，日本看護協会出版会，東京（2014）.

11）Canadian Hospice Palliative Care Association：Advance Care Planning in Canada：National framework（http://www.advancecareplanning.ca/meda/40158/acp%202012%20eng.pdf,2015.4.28）.

12）Ipsos-Reid Poll：National Ipsos-Reid poll indicates majority of Canadians haven't talked about their wishes for care（http://www.advancecareplanning.ca/news-room/national-ipsos-reid-poll-indicates-majority-of-canadians-haven't-talled-about-their-wishes-for-care.aspx,2015.4.28）.

13）片山陽子：カナダ BC 州におけるアドバンス・ケア・プランニングの実践と教育の展開．香川県立保健医療大学雑誌，**5**：37-43（2014）.

14）厚生労働省地域包括ケア研究会：地域包括ケアシステムの構築における今後の検討のための論点整理，地域包括ケアの在り方検討会報告書（2013）.

15）厚生労働省医政局地域医療計画課在宅医療推進室：平成 26 年度人生の最終段階における医療体制整備事業について，平成 26 年 8 月 21 日資料（www.mhlw.go.jp/file/06-Seisakujouhou/0000055258.pdf,2015.4.28）.

（片山陽子）

第4章

エンド・オブ・ライフケアと
倫理的課題

I. はじめに

　倫理とは，なにかをするにあたり，それが正しいことなのか否か，あるいはなにが人間として行ってよいことか悪いことかを検討すること[1]である．またケアとは，人間と人間との相互作用に織り込まれた相手への配慮あるいは気遣いである．ケアには相手にとってよいことをしようという意図が含まれており，その意味で倫理的な実践である．

　エンド・オブ・ライフケアは，Izumi ら[2]（2014）によって以下のように定義されている．

　「…to assist persons who are feeling imminent or distant death to have best quality care of life possible till the end of their life regardless of their medical diagnosis, health conditions, or ages.（診断名，健康状態，年齢にかかわらず，差し迫った死，あるいはいつかは来る死について考える人が，生が終わる時まで最善の生をいきることができるように支援すること[3]）」

　倫理的問題は，人の生命，自由，福利，そして安寧など人権や quality of life（以下，QOL；生活の質）に関わる状況において生じてくる．人が自分の死を近いものと意識すると，生き続けるためにどうしたらよいか模索し，同時に何のために生きるのか，残りの時間をどう生きるのかといった生きる意味や生き方を問うようになる．そしてその人と関わる人には，一度限りの生をいきる人と，どう関わっていくのがよいのかが問われてくる．エンド・オブ・ライフケアは，そのものが倫理的実践であることを示している．

　本稿ではエンド・オブ・ライフケアを倫理の側面から取り上げる．エンド・オブ・ライフケアで目指す「最善の生」とはなにか，「最善の生」を生ききることを支えることに関わる課題とはどのようなものか，そしてエンド・オブ・ライフを生きる人とその人に関わる人々が倫理的課題に向き合いながら，よりよい人生や実践のあり方を探っていくための方法論を検討する．

II. 最善の生とはどういうことか

　エンド・オブ・ライフケアは多様な専門職によって行われる活動である．異なる専門領域の実践者が行うケアが調和のとれたものとなるためには，関わる実践者すべてが，「最善の生」とはどういうことか，その意味を考え，共有することが必要である．

　医療やケアの現場では，多くの場合，医療やケアに関する科学的な根拠や専門職が一般的と

考える方法に基づき治療やケアが行われている．医療やケアの科学的な根拠は，個別の事情や思いを排除したうえで，生命の長さや QOL を数量化した尺度で測定し生み出されたものである．しかし最善の生を考える際には，個別の事情への配慮が重要になる．

清水[4]は，ケアにおける生命への視点として，身体の層である「生物学的生命」と「物語られる生命」の2つの層があると述べ，「物語られる生命」への視点の重要性を主張している．「物語られる生命」とは，ああいうことがあった，こういうことがあったと生活のなかのさまざまな出来事の1つひとつに意味を与えて，それを積み重ねながら物語をつくりつつ生きているという層であり，人間は「生物学的生命」を下敷きとして「物語られる生命」を生きているという．そして「物語られる生命」がその人にとってのよい生の判断基準となると述べている．

人間として生きることは，生物学的な生がなければ実現できないものであり，また人は本来的に生きたいという欲求をもっている．したがって生物学的な生をいかに継続できるようにするかは，最善の生を考えるうえで不可欠の視点である．一方で1人ひとりがそれぞれの価値観や希望に基づいて他者との関係性のなかで生活を営むことができることで，人間としての生の意味や豊かさが生まれる．人間としての生が豊かであること，そしてその時間ができるだけ長く続くこと，この両者が「最善の生」を考えるときの重要な視点である．

III. 最善の生を生ききること，それを支えることに関わる課題

1. 意思決定支援

エンド・オブ・ライフを生きる人とその家族は，治療の開始や中止，治療法の選択，療養の場あるいは最期を迎える場の決定など重要な意思決定を繰り返し求められる．一般的に人間は自分の考えに基づいて判断し，行動し，自分の決定に対して責任をとることのできる存在であるという前提が共有されている．伝統的な道徳理論は，共通して人間の自律性尊重を重要視しており，生命倫理の原則[5]にも自律の尊重は重要な原則のひとつとして含まれている．キリスト教文化を基盤とした欧米では個人の自律性は重視されているが，日本においても民主主義思想の普及に伴い広く共有されてきた考え方である．人間は自律的な存在であり，自律性を尊重すべきという考え方に基づくと，エンド・オブ・ライフケアにおいては，本人がどう生きていきたいのか，どのような最期を迎えたいのか，自分の考えに基づき自己決定することが最善の生につながるといえる．

しかし，自分の人生に大きく影響する決定場面で，思い悩み，いったん決めても思いが揺れるのが現実の人間の姿であり，香川[6]の指摘するように意思決定のすべての責任を個人に帰すの

は冷酷である．自分で決めたい，意思決定の主体者でありたいと思うけれども，意思決定に至るまでの苦渋のプロセスに，ともにあって付き合い続けてくれる他者の関わりが必要になる．

２．インフォームド・コンセント

インフォームド・コンセントは，WHO（World Health Organization：世界保健機関）総会第3委員会（「精神病者擁護及び精神保健ケア改善のための原則」1991年）によって，以下のように定義されている．「威嚇又は不当な誘導なしに，患者が理解できる方法及び言語により，適切で理解できる以下の情報を患者に的確に説明した後に，自由に得られる承諾をいう．a　診断の評価，b　提案された治療の目的，方法，予想される期間及び期待される利益，c　より侵襲的でない方法を含む他の治療方法，d　提案された治療で予測される苦痛又は不快，危険及び副作用」．日本では，医師および医療関係者の説明義務が次のように医療法に規定されている．「医師，歯科医師，薬剤師，看護師その他の医療の担い手は，医療を提供するに当たり，適切な説明を行い，医療を受ける者の理解を得るよう努めなければならない．」（第1条の4）

インフォームド・コンセントの概念は医療やケアの現場で普及してきている．しかしその実態をみると，患者と家族が自分のおかれた状況を理解し，治療やケアの選択が行えるような関わりは十分とはいえない．西洋のインフォームド・コンセントが日本社会に取り入れられていく過程を分析したレフラー[7]は，日本の医療には優位な医師が劣位の患者を保護するというパターナリズムがあり，それを支持する文化的基盤があると論じている．

自律的決定の要件として次の4項目が挙げられている[8]．①自由に自主的に行った決定であること，②意図的に行った決定であること，③情報を得たうえで行った決定であること，④熟慮した結果行った決定であること．つまり意思決定において，本人と家族が自律的に意思決定するためには，圧倒的にたくさんの専門領域についての知識や経験をもった専門職との関係において，自分の価値観，考え方，希望を表現できること，そして専門職に強制されたり圧力を感じることなく，自分の考えで意図的に決定できる関わりが必要である．またそうした決定のために必要な情報を十分に得られ，自分の決定がもたらす身体的，心理的，社会的利益と不利益を十分に吟味できることが必要である．

清水ら[9]はインフォームド・コンセントについて「説明と同意」から「情報共有から合意へ」という，医療者と患者の双方向の情報の流れと双方の合意を目指す意思決定プロセスにすることを提案している．これは，まず医療・ケアチームが診察などによって得た客観的情報と医学的な知見を踏まえて，その状況で最善と考えられる一般的な判断を患者と家族に説明する．説明を受けた患者と家族は，自分たちの人生計画・価値観・選考の理由について医療・ケアチームに説明する．それを聴いた医療・ケアチームは，その患者と家族にとっての最善について個別化した判断を伝える．そのうえで患者および家族との合意を形成していくというものである．この考え方は2012年に日本老年医学会から出された「高齢者ケアの意思決定プロセスに関するガイドライン：人工的水分・栄養補給の導入を中心として」に反映されている．治療の決

定に限らず，エンド・オブ・ライフを生きる人を支える際には，1つひとつのケアにおいて，こうした双方向の情報共有と対話による合意に至るプロセスが実践されることが求められる．

3．代理決定

深刻な病状のために意識障害に陥っている人，あるいは認知症を有する人など，意思決定能力が低下あるいは失っている人が，最善の生を生ききるには，その人の立場に立った判断の補佐や代理での判断が必要になる．本人に意思決定能力がない場合に，その人に代わって他者が行う決定を代理決定という．代理決定には，①本人の事前指示に基づく決定，②本人の意思を生かした代理判断，③本人の最善の利益を基準にする決定の3種類がある[10]．

本人の事前指示に基づく決定は，意思決定能力のあるうちにその能力を失ったときの治療に関する意思をその人自身が書き記した事前指示書（advance directive）に基づき行うものである．本人の自己決定権の延長として位置づけられる．事前指示書には特定の症状や機能喪失状態になったときに，自分が受けたいあるいは拒否する治療を文書化したリビングウィルと，自分の代わりに決定を行う法定代理人を指名する継続的委任状（durable power of attorney；DPOA）が含まれる[11]．

本人の意思を生かした代理判断とは，文書による意思表示をしていない本人に代わって，本人や本人の価値観やものの考え方をよく知っている人が代理人となって行う判断である．本人が意思決定能力を有している場合，そのように決定するだろうと推定されることを決定する．本人の意思を可能なかぎり反映させた決定を行うことができ，本人にとっても代理判断する人にとっても，この判断過程を通して人生の物語を継続して形づくることができる．

本人の最善の利益を基準にする決定とは，生命倫理の倫理原則である善行原則に基づく考え方である[12]．本人に意思決定能力がなく，本人の意思を推定することができない場合に，適用される．治療やケアについて，行う場合と行わない場合の益と害とについての分析が行われ，より益が最大になるように判断が行われる．

本人の意思が尊重された決定が行われる可能性がもっとも高いのは，本人の事前指示に基づく決定であり，次に本人の意思を生かした代理判断，そして本人の最善の利益を基準にする決定と考えられる．救急・集中治療を含む急性期医療の現場では切迫した状況での意思決定が求められることが多く，関連学会のガイドラインで意思決定の際に事前指示書による本人の意思を尊重した治療の決定をすることが明記されている．しかし，一方で事前指示書の内容は，予測不可能な将来の状況についての判断であり，科学技術の進歩によって可能となる延命効果のある治療やQOLを高めることのできるケアを受ける機会を失ってしまう懸念もある．さらに事前指示書に記載された本人の希望は，意思決定能力のあるときのものであり実際に意思決定能力を失ったときには変わる可能性もあるという指摘がある．法制化を求める声もあるが，継続した議論が行われている．

4．治療の差し控えと中止

　医療技術の進歩によって生物学的な生の維持が可能になり，エンド・オブ・ライフを生きる人とその家族にとって必ずしも最善の利益をもたらさない，むしろ人間としての尊厳を損なう可能性のある状況が生まれている．治療を継続するのか中止するのか，あるいは治療を開始するのか差し控えるのか，非常に困難な選択が迫られる．

　人工呼吸器のような生命維持装置を外すことや，人工的な水分・栄養の補給を中止することなどは，その行為が死を引き起こすことになるために，特に救命や回復を目指す医療現場においては，患者に害をもたらすべきではないという専門職者のもつ価値と患者の尊厳を守り益となることを行うべきという価値とが対立した倫理的ジレンマを引き起こす．また，たとえ患者にとって最善と判断して治療を中止したりあるいは差し控えたりしても，法的責任を問われるのではないかという懸念も存在する．

　こうした医療現場の混乱を背景に，2006年には日本集中治療医学会が会員に対して「集中治療における重症患者の終末期医療のあり方についての勧告」を発表し，その後，2007年には厚生労働省と日本救急医学会が，2008年には日本学術会議が，そして2009年には日本医師会と全日本病院協会が相次いで終末期医療における医療の開始・差し控え・変更および中止に関するガイドラインを発表した．

　これらのガイドラインでは，終末期にある患者への治療方針決定において，事前指示，家族などによる患者の推定意思を含めて，患者の意思を尊重することを明記している．そして治療方針の決定には，患者本人，家族を含め多職種による医療・ケアチームが参加し，合意に至るまで繰り返し慎重に話し合うこと，決定困難な場合は倫理委員会のような施設内の公的な場で検討することが示されている．また，治療の差し控え，中止の決定に先立って患者の医学的所見とガイドラインに示された終末期の定義によって患者の状態が終末期であるという診断をすること，患者の苦痛を十分に緩和することも記載されている．

　表1-4-3-1に各ガイドラインの目的，適応される本人の状態，医療・ケア方針の決定方法について示した．ガイドラインによって家族の定義と方針決定における家族の意向の位置づけが異なっている．2012年の日本老年医学会のガイドラインは，3章によって構成され，1章と2章は高齢者に限らず一般に適用されるもので，3章は人工的な水分・栄養補給の導入や導入後の中止に関してその考え方とプロセスが示されている．そして個々の患者の最善を目指す意思決定プロセスをたどって行き着いた治療方針の決定には，法的な責任は問われないと明記されている．

5．危険から守ること

　認知症をもつ人のケアは，セルフケア能力の低下した人の自律性を尊重しながら，同時にその人を害から守るという倫理的課題を含んでいる．医療処置を拒む，自分でチューブを抜いて

表 1-4-3-1　エンド・オブ・ライフケアに関するガイドライン

ガイドライン等の名称	提言団体/年	ガイドライン等の目的	適用される本人の状態	本人の意思の尊重	事前指示
人生の最終段階における医療の決定プロセスに関するガイドライン（旧終末期医療の決定プロセスに関するガイドライン）	厚生労働省2007年5月2015年3月改訂	人生の最終段階における医療のあり方について患者・医療従事者と共に広くコンセンサスが得られる基本的な点について確認をし，それをガイドラインとして示す	人生の最終段階	・患者の意向が確認できる場合には患者の意思決定が基本 ・患者の意向が確認できない場合には，家族による患者の推定意思を尊重しつつ，慎重に判断	記載なし
終末期医療のあり方について—亜急性期型の終末期について—	日本学術会議2008年2月	日本学術会議，死と医療特別委員会意見表明「尊厳死について」（平成6年5月）の議論を，亜急性期型の終末期医療に限定して，さらに深め新しい事態に対応すべく原則的な考え方を提示する	亜急性期型の終末期：悪性腫瘍などに代表される消耗性疾患により生命予後に関する予測がおむね6か月以内という限定された期間 ＊終末期医療には事態の進行深度により，急性期，亜急性期，慢性期がある	・繰り返して本人の意思を確認のうえ，多職種医療チームによる判断を前提として本人意思に従う ・家族による患者の推定意思が容認される	リビングウィルも含めて本人の意思を確認
終末期医療に関するガイドライン2009	日本医師会2009年2月	終末期における治療の開始・差し控え・変更および中止等に関し，厚生労働省の「終末期医療の決定プロセスに関するガイドライン」を参考に，終末期医療の基本的な考え方および手続き等について述べる	終末期 広義：担当医を含む複数の医療関係者が最善の医療を尽くしても病状が進行性に悪化することを食い止められずに死期を迎えると判断することを十分に理解したものと担当医が判断した時点から死亡まで 狭義：臨死の状態で死期が切迫している時期	・患者の意思→家族等が推定する患者の意思→家族等の意思の順に優位とする ・患者に意識がある場合：患者と家族等の意思を確認しその意思を踏まえて決定する ・患者に意識がない場合：患者の従前の意思を家族等に伝える ・従前に臨死状態での治療中止を要望していても家族の同意が必要	終末期と診断されてから死亡までに，今後の治療内容について患者本人・家族等の意思を確認（記録する）
終末期医療に関するガイドライン～よりよい終末期を迎えるために～	全日本病院協会2009年5月	終末期の定義を行い，患者の意思表明を尊重し医療開始・継続・中止に関する基準を示すガイドラインは，患者自身や家族が終末期を受け止め，その後の医療選択を考え自己決定をする際の助けとなるもの	終末期：以下の3条件を満たす場合 ①医師が客観的な情報を基に治療により病気の回復が期待できないと判断すること，②患者が意識や判断力を失った場合を除き，患者・家族・医師・看護師などの関係者が納得すること，③患者・家族・医師・看護師などの関係者が死を予測し対応を考えること	生前の意思表明がある場合にはその意思を尊重し対応 家族から患者の推定意思を聞く	事前に意思表明を明確にし，文書作成，家族と話し合う，代弁者を選定することをすすめる
重篤な疾患を持つ子どもの医療をめぐる話し合いのガイドライン	日本小児科学会2012年4月	子ども，父母（保護者）と医療スタッフが，子どもの権利を擁護し，納得した話し合いを行っていくためのもの	小児	・子どもの気持ちや意見を最大限尊重 ・嫌がる検査・治療をできるだけ減らし，やむを得ず実施する場合は可能な限り本人の納得を得るように努力する	記載なし
高齢者ケアの意思決定プロセスに関するガイドライン：人工的水分・栄養補給の導入を中心として	日本老年医学会2012年6月	臨床現場の医療・介護・福祉従事者たちが人工的水分・栄養補給法（以下，AHN）導入をめぐって適切な対応ができるよう支援すること 倫理的に適切な意思決定プロセスをたどることができるようにガイド（道案内）するもの	1. 医療・介護における意思決定プロセス，2. いのちについてどう考えるか，3. AHN導入に関する意思決定プロセスにおける留意点の3章で構成 1章，2章は高齢者に限らず一般に適用 3章はAHN導入検討あるいは導入後	・本人の意思が確認できる場合には，本人を中心に話し合って合意を目指す ・本人の意思が確認できない場合には，家族と共に，本人の意思と最善について検討し，家族の実情も考え合わせながら合意を目指す ・本人の意思が確認できなくなっても，本人の対応する力に応じて話し合い，気持ちを大切にする ・本人の表明された意思にのみ依拠するのは危険	記載なし
救急・集中治療における終末期医療に関するガイドライン～3学会からの提言～	日本集中治療医学会・日本救急医学会・日本循環器学会2014年11月	救急・集中治療における終末期の定義を示し，その定義を考慮したうえで患者，家族，医療スタッフによるその後の対応（延命装置の差し控えを含む）についての判断を支援する考えの道筋を示したもの	救急・集中治療における終末期：集中治療室等で治療されている急性重症患者に対し適切な治療を尽くしても救命の見込みがないと判断される時期	・患者が意思決定能力を有している場合，事前指示がある場合，患者の意思尊重が原則 ・家族が患者の意思を推定できる場合は，推定意思尊重が原則	事前指示を尊重

医療・ケア方針の決定方法	
家族の定義と意向の位置づけ	決定プロセスと最終判断
・家族：患者が信頼を寄せ，人生の最終段階にある患者を支える存在 ・患者の決定を患者が拒まない限り家族に知らせておくことが望ましい ・患者の意思が確認できず，家族が患者の意思を推定できない場合は，家族と患者にとっての最善を基準に話し合う	・医療従事者から患者へ医学的検討のうえで行われる情報提供と説明に基づき，患者と医療提供者が話し合い，患者本人による決定を基本として医療を進める ・医療・ケア方針の決定は多専門職が医療・ケアチームとして行う ・時間経過，病状などによって患者の意思は変化することに留意し，そのつど，意思の再確認を行う ・家族がいない，家族が判断を医療・ケアチームにゆだねる場合は患者にとっての最善の治療方針をとる ・話し合いで治療方針の決定が困難，合意に至らない場合は複数の専門家からなる委員会が検討・助言する
・家族の定義の記載なし ・患者の推定意思が確認できない場合の家族からの延命医療の中止要求は検討される	・繰り返して本人の意思を確認のうえ，多職種医療チームによる判断を前提として本人意思に従う ・緩和医療が十分に提供されていても延命医療を拒否し，その結果死期が早まることを容認する患者には，患者の意思に従い延命医療を中止する ・患者の意思が確認できない場合には，「できるだけ長生きしたい」が多くの患者の希望という前提に立つ ・患者の意思が確認できず，家族が延命医療中止を求めるときは，家族構成者間の意思の総意，延命中止を求める理由を繰り返し確認する ・患者の意思が推定できない場合は，医療・ケアチームは家族と十分に話し合ったうえで，患者にとっての最良の治療方針を判断する ・チームメンバーは対等の立場で議論に参加する ・倫理審査委員会などの第三者の判断を仰ぐなど客観性を確保する
・家族等：患者の身近にあって患者の意思を推定できる家族等，法的な親族，患者が信頼を寄せている代理人を含む ・家族は，意思決定過程に患者とともに参加 ・患者の意識がなく，従前の治療中止の意思表示がない場合，家族等の要望があれば治療を中止できる。従前の治療中止の意思表示がある場合でも，治療中止には家族の同意が必要	・患者・家族等との十分な話し合い ・患者の個別状況に配慮 ・可能な限り疼痛や不快な症状を緩和，患者・家族等の精神的ケア，社会的援助を総合的に実施 ・治療の中止以上には生命を短縮する処置（積極的安楽死や自殺幇助など）は行わない 　1．担当医が患者および家族等に病状・治療の選択肢を説明 　2．今後の治療について患者と家族等の意思を確認 　3．担当医を含む複数の医療関係者が患者・家族等の意思を踏まえて総合的に治療を決定し，患者・家族等の承諾を得る 　4．病状変化時は，従前の意思や決定にこだわらず柔軟に対応する 患者・家族等が意思をまとめるのに時間的余裕がない，まとめることが困難で医師に意思決定をゆだねる場合は，担当医を含む複数の医療関係者が方針を決定し患者・家族等の承諾を得る
・本人と親密であったと推定される方（最近親者）の意向を優先するのが現実的 ・可能な限り家族全員の考えを尊重する	・生前の意思表示が不明の場合には，他の医師，看護師等と家族を交えて話し合う ・終末期医療について医療提供側と医療を受ける側との間で十分な話し合いをし双方が納得する ・患者の事前意思表明を尊重し対応 ・患者の推定意思に従う ・意思表明が不明の場合は，医療者と家族が話し合い，治療開始しない・中止を決定 ・合意に至らない場合は第三者を含む倫理委員会等で検討
父母（保護者） ・子どもへの説明は父母（保護者）同席が原則 ・養育責任者として治療方針を決定する ・治療方針の決定過程に，子ども，医療スタッフと対等の立場で参加 ・精神的負担に配慮され，意思決定に参加したくない意向も尊重される	・治療方針の決定にあたり，子ども・父母（保護者）と関係する多くの医療スタッフが，子どもの最善の利益について真摯に話し合いパートナーシップを確立していくプロセスをもっとも重視 ・医療スタッフが子どもと父母（保護者）に正確に分かりやすく説明する ・子どもは自分の気持ちや意見を自由に表出できる ・子ども，父母と医療スタッフが対等の立場で十分な話し合いをもち，父母（保護者）が子どもの気持ちや意見を尊重して治療方針を決定する ・治療の差し控えや中止については，関係する医療スタッフと父母（保護者）が共に子どもの最善の利益を考え話し合い決定する。施設の倫理委員会等に諮ることが望ましい
・家族：本人の人生と深く関わり，生活をともにする等，支え合いつつ生きている人々 ・家族は当事者性（本人の日常生活への関わり，問題となっている選択がその家族の人生・生活に及ぼす影響）に応じて意思決定プロセスに関与してもらう ・本人の意思確認の可否に関わりなく，本人と家族が可能な限り話し合いに参加する ・家族のよい人生にも配慮する	・医療・介護・福祉従事者は，本人および家族や代理人との双方向のコミュニケーションを通して，皆が納得できる合意形成とそれに基づく選択決定を目指す 　①それぞれのもつ情報を共有 　②本人の診察と医学的知見に基づく本人にとっての最善についての一般的判断から始め，本人の個別の事情を考慮した最善についての個別化した判断を形成 　③本人と家族が，医療・介護側からの情報を自らの人生の事情と考え合わせ意向を形成できるよう支援 ・合意形成できない場合は，本人の希望を尊重しつつ，そのことが本人・家族・第三者にもたらす害とのバランスで判断する ・本人と家族の揺れや迷いを当然のことと認め対応する ・医療・介護・福祉従事者は，個別事例ごとに本人の人生を豊かにすること，少なくても悪くしないことを目指し，本人のQOLの保持・向上と生命維持のために，どのような介入を行うか，あるいは行わないのかを判断する ・AHNが導入後に本人の益とならなくなった場合は，中止/減量を上記の方法に沿って検討し，中止/減量のほうが益と見込まれる場合にはそれを決定する
・家族ら：家族や関係者 ・患者の意思決定を尊重するに際して家族らの意思に配慮 ・患者の推定意思が確認できない場合，家族らの総意としての意思を確認	・終末期の判断後，延命措置への対応に進む ・医療チームは，患者と家族らに対して，患者が終末期にあること，延命措置が最善の医療にはならず尊厳を損なう可能性があることを説明し理解を得る ・患者の意思，推定意思に沿った選択をする ・家族が患者に積極的対応を希望する際には患者の状況の理解を継続して得る ・患者の意思が不明な場合は家族の思いに配慮し患者にとっての最善と考えられる選択をする ・患者の意思が不明で家族と接触できない場合は，医療チームが患者にとって最善の対応を判断する ・家族からの延命装置終了の希望には，医療チームは患者にとって最善の対応という原則に沿って家族と協議する ・医療チームの判断がつかない場合は院内倫理委員会で検討

しまう，治療や回復に必要な安静に協力できない，ひとりで歩き回って行方不明になるなど，医療・ケアの現場で専門職や家族を悩ませる状況がある．

身体拘束を行うことは高齢者虐待防止法によって身体的虐待とされ，介護保険法によって禁じられている．認められるのは切迫性，非代替性，一時性の3条件を満たす場合のみである．身体拘束は，なにものにも拘束されず自由に行動できる人間の基本的な権利を奪い，認知症をもつ人に大きな精神的苦痛を与えるとともに身体機能を低下させてしまう危険性もある．また身体拘束を行う医療・ケア専門職の側も罪悪感を経験する．

それにもかかわらず多くの医療・ケア専門職や家族が，何らかの身体拘束を行っている現実がある．その背景には，認知症をもつ人を事故から守りたいという善行の原理に裏づけされる思いとともに，転倒・転落をはじめとする事故が生じた場合や認知症をもつ人が他者に害を与えるような事故を起こした場合に，医療・ケア提供者である自分に問われる責任を回避したいという気持ちもある．また，認知症をもつ人への対応のために他の患者のケアを犠牲にできない，あるいは介護する家族が常時見守ることはできないという判断もある．これは医療・ケアにおける資源配分に関わる倫理的課題である．

本人の尊厳を守るという自律の原則と危険から守るという善行の原則の対立が生じている状況では，それぞれの原則が折り合うようなケア方法をとる必要がある．パターナリズムには弱いパターナリズムと強いパターナリズムがあり，強いパターナリズムが自律性を有している人に対して，自律と善行の原則が対立した際に善行の原則を優先して自由に行動するという権利を制限するのに対し，弱いパターナリズムは自律的に判断する能力の低下している人に対して，危害を防ぎ守ろうとするものである[13]．認知症をもつ人のように自律性の低下した人に対して，本人が自分で招く害から本人を守る際には，弱いパターナリズムが認められるといわれている[14]．

弱いパターナリズムを用いて安全を確保しながら，可能な限り本人の意向や気持ちを理解してそれにそったケアをしていくことが求められる．認知症をもつ人の行動は，一般的には理解できないものであってもその人なりの事情がある．その人の世界に関心を注ぎ，その事情を理解していくことで，その人にあった対応方法を見いだすことができる．また，認知症をもつ人を看護や介護の必要度の高い人と認識し，身体の自由を拘束せずとも安全を確保できるよう専任の担当者を配置するといった施設内のケア体制を整えていくことも対応のひとつ[15]である．家族介護者だけが責任を負うのではなく，地域コミュニティ全体で認知症高齢者を気遣い見守って安全を守る取り組みを始めた自治体[16]もある．今後はますます単身の高齢者の増加が見込まれている（総務省国勢調査）．互いに支えあえる地域をつくっていくことも，高齢者の尊厳を守り安全に安心して住み慣れたところで暮らし続けることを支えることにつながる．

IV. 最善の生を生ききることを支えるための方法

エンド・オブ・ライフケアにおける倫理的課題の中心は，死が差し迫っている人の自律性の尊重と，その人に害を与えず，あるいは害から守ることの両方が医療・ケア専門職に求められることから生じている．問題への解はひとつではない．本人，本人とつながる家族，友人，そして医療・ケア専門職のチームが，胸襟を開いて本人にとってなにが最善の利益となるのかを話し合うことから見いだされてくる．

多職種チームによる対話が不可欠である．医学や看護学などの専門的観点から，その人の状態が十分に検討されなければならない．そして専門職は自らの見解を分かりやすく正確に責任をもって話さなければならない．本人と家族がそれまでに紡いできた人生に耳を傾け，価値観や希望，人生の計画など，個々の事情を理解し受け入れるよう努力しなければならない．そして対話のもつ重要性を認識し，なにが最善の利益となるのかに焦点をあてて話し合う．

意思決定やケアのプロセスでは，それぞれの人にネガティブな感情が生まれ対立が生じることが多い．これらにうまく対処しながら，辛抱強く最期まで対話し続けることが，エンド・オブ・ライフケアにおいて最善の生を生ききることを支える方法だといえる．

エンド・オブ・ライフケアの指針となるガイドラインがいくつも公表されている．調査[17]によって医療・介護現場へのガイドラインの普及が不十分であることが分かり，厚生労働省は，2015年4月に「終末期」を「人生の最終段階における医療」と変え，ガイドラインの名称を「人生の最終段階における医療の決定プロセスに関するガイドライン」に変更して，普及活動を開始している．倫理的課題へ対応する考え方を示したガイドラインを理解し活用して，倫理的に正しい実践を行うよう努力していくことが，エンド・オブ・ライフケアに携わる人々に求められる．

【第4章文献】
1) フライST，ジョンストンMJ（片田範子，山本あい子訳）：看護実践の倫理第3版；倫理的意思決定のためのガイド．20，日本看護協会出版会，東京（2010）.
2) Izumi S, Nagae H, Sakurai C, et al. : Defining end-of-life care from perspectives of nursing ethic. *Nursing Ethics*, **19**（5）：608-618（2012）.
3) 長江弘子編：看護実践にいかすエンド・オブ・ライフケア．7，日本看護協会出版会，東京（2014）.
4) 清水哲郎：生物学的死生と物語られる死生．（清水哲郎，島園　進編）ケア従事者のための死生学，16-34，ヌーヴェルヒロカワ，東京（2010）.
5) ビーチャムTL，チルドレスJF（永安幸正，立木教夫訳）：生命医学倫理．成文堂，東京（1997）.
6) 香川知晶：生命倫理学のアプローチとその問題点．（清水哲郎，島園　進編）ケア従事者のための死生学，378-390，ヌーヴェルヒロカワ，東京（2010）.

7) レフラー RB（長澤道行訳）：日本の医療と法；インフォームド・コンセント・ルネッサンス．15-62，勁草書房，東京（2002）．

8) ドゥーリー D，マッカーシー J（坂川雅子訳）：看護倫理 1．19，みすず書房，東京（2006）．

9) 清水哲郎，会田薫子：終末期ケアにおける意思決定プロセス．（シリーズ生命倫理学編集委員会，安藤泰至，高橋　都編）シリーズ生命倫理学第 4 巻終末期医療，20-41，丸善出版，東京（2012）．

10) ドゥーリー D，マッカーシー J（坂川雅子訳）：看護倫理 2．298，みすず書房，東京（2006）．

11) ドゥーリー D，マッカーシー J（坂川雅子訳）：看護倫理 2．302-303，みすず書房，東京（2006）．

12) ドゥーリー D，マッカーシー J（坂川雅子訳）：看護倫理 2．298-299，みすず書房，東京（2006）．

13) ドゥーリー D，マッカーシー J（坂川雅子訳）：看護倫理 1．46-50，みすず書房，東京（2006）．

14) ドゥーリー D，マッカーシー J（坂川雅子訳）：看護倫理 1．46-47，みすず書房，東京（2006）．

15) 大和田真弓，豊田明美，阿二香織，ほか：高度専門病院における認知症ケア向上への取り組み．認知症ケア事例ジャーナル，**5**（2）：164-171（2012）．

16) 厚生労働省：まちで，みんなで認知症をつつむ；大牟田市の取り組み（www.mhlw.go.jp/bunya/shakai hosho/seminar/dl/02_99-07.pdf,2015.5.28）．

17) 厚生労働省終末期医療に関する意識調査等検討会：人生の最終段階における医療に関する意識調査報告書，2014（http://www.mhlw.go.jp/bunya/iryou/zaitaku/dl/h260425-02.pdf,2015.3.30）．

（吉田千文）

第5章

生活文化に即したエンド・オブ・ライフケアのチームアプローチ
——意向の尊重と尊厳を保つケア——

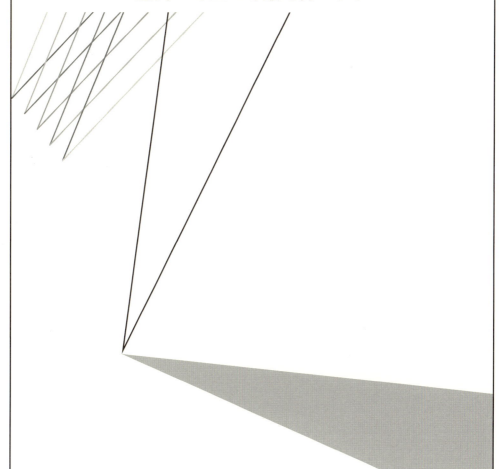

I. 生活文化に基づく療養者と家族の意向の尊重

　生活文化に即したエンド・オブ・ライフケアを考えていくためには，私たち1人ひとりが尊厳をもち生活を送る存在であることが前提となる．尊厳をもつ存在であるからこそ「人生をどのように生きたいのか」という意向がエンド・オブ・ライフケアの中心となり，意向実現のためのチームアプローチが必要であることを理解することができるだろう．

1.「病の軌跡」と「人生の歩み」

　エンド・オブ・ライフケアを考えるときには，「病の軌跡」がよく用いられる．図1-5-1-1に突然死を除く3つのパターンを示す．これにより，がん，心疾患，老衰など，多様な病状の軌跡について，どの段階にいるのか，今後どのような経過をたどるか，ということを予測することができる．このことは，療養者本人と家族，在宅ケアスタッフがともに，最善の治療やいま必要となるケアを考えることを可能にする．しかし，生活文化に即したエンド・オブ・ライフケアを考えるためには，「病の軌跡」により疾病の段階と経過をたどるだけでは十分とはいえない．私たちの1日，1週間，1か月，1年間とすごしてきた生活の流れとこれから続いていく将来をとらえることが重要である．そのためには，私たちの生活をより細かく考える必要がある．
　私たちの生活を細かくみてみると，起きる，食事をする，仕事に行く，入浴する，就寝するなどの活動と休息の繰り返しにより成り立っていることが分かる．そしてこの繰り返しによ

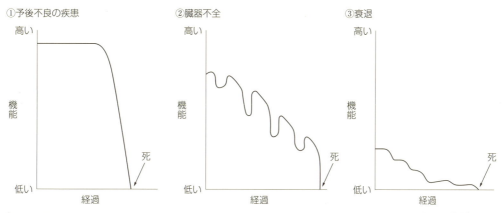

〔Lunney JR, Lynn J, Foley DJ, et al.：Patterns of functional decline at the end of life. JAMA, 289：2388, 2003 を一部改変〕

図1-5-1-1　病の軌跡

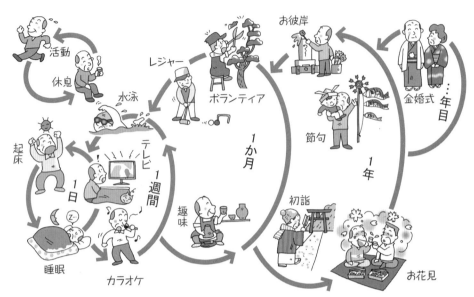

〔島村敦子:活動と休息,(堀内ふき,大渕律子,諏訪さゆり編)ナーシンググラフィカ老年看護学①高齢者の健康と障害,第4版,242,メディカ出版,大阪,2013,図5.6-1 一年を通じた活動と休息のリズムより改変〕
図1-5-1-2 1年を通じた活動と休息のリズム

り,1日の生活をすごし,さらに1週間,1か月,1年と,その人の「人生の歩み」が成り立っていることに気づくことができる.そして何らかの疾患により,食事や入浴することなどに困難が生じたときには,生活の部分ごとに家族やさまざまな在宅ケアスタッフの支援を受けながら,人生を歩んでいくことになる.1年間を通した活動と休息のリズムを図1-5-1-2に示す.

このように在宅ケアスタッフが,その人の継続した人生の歩みという視点からエンド・オブ・ライフケアを考えるには,その疾患が有する「病の軌跡」とその人だけがもつ「人生の歩み」を合わせてとらえていく必要がある.

2. さまざまな文化に影響を受けた1人ひとりが尊厳を有する存在

「病の軌跡」は疾患ごとにある程度の特徴をつかむことができるが,その人の「人生の歩み」は,その人だけがもつものであり,だれひとりとして同じ人生を歩む人は存在しない.それは,私たち1人ひとりがいくつもの文化の複合体であることから異なる文化を有し,人生を歩んでいるからである.

文化とは,広辞苑によると人間が自然に手を加えて形成してきた物心両面の成果,衣食住をはじめ技術,学問,芸術,道徳,宗教,政治など,生活形成の様式と内容を含むものといわれる.また,私たちが文化について考えるときは,日本文化,西洋文化,下町文化など生活している地域ごと,食文化,入浴文化など活動の種類ごと,おたく文化,看護師文化など人の集まりごとに,その文化を思い浮かべる.さらに,生活する場にも,そこで生活する家族で作り上

げた，習慣や決まりごとなどの文化が存在する．すなわち，文化とは，あるまとまりをもつ人の集団のなかで生まれ，育まれてきたものであり，その集団に属する人が身につけたものと考えることができるだろう．そして，私たちはいくつもの集団に所属し生活を営むなかで，それぞれの文化から影響を受けた振る舞い方，1日，1週間，1か月，1年のすごし方，価値観，信念などを身につける．このように，ひとりとして同じ考えや価値観などをもちながら生活を送る人がいないからこそ，尊厳を有する存在であると考えることができる．

3．共通の文化を有する在宅ケアスタッフがとらえる療養者と家族の意向

　1人ひとりがその人にしかない人生を歩む尊厳を有する存在であるが，日本で生活しているという共通点から，療養者と家族，在宅ケアスタッフが同じ価値観をもつものもある．たとえば，在宅ケアに携わる人であれば，療養者からの「最期までお風呂に入りたい」という言葉や，家族からの「お風呂が大好きだから，最期までお風呂にいれてほしい」という言葉を一度は聞いたことがあるのではないだろうか．なぜ，療養者は最期まで入浴することを望み，その願いを家族や在宅ケアスタッフは叶えたいと思うのだろうか．私たちが共通してもつ文化という視点から考えてみたいと思う．

　入浴は，「ほとんどの日本人が，毎日，風呂に入っている．まるで欠かしてはならない儀式のように，一日に一度は温湯のなかへ首までどっぷりとつかる．よく『世界一の風呂好き』と言われるのも，あながち誇張ではなさそうだ．それは，あまりにもあたり前の，はるか昔からつづけられている，この民族の牢固たる習慣のような感さえある」[1]と『風呂と日本人』の著書の冒頭に紹介されているほど，日本で生活する私たちの文化として根づいている．これは，私たちが入浴に，ひとりでくつろぐため，ダイエットのため，清潔を保つため，お風呂場で親子のコミュニケーションをとるためなど，さまざまな価値をおき，1日の生活の流れのなかに組み込ませていることからも理解することができる．さらに，これまでの人生を敬い，身体を清めるための「湯灌」という独自の文化も存在する．

　このように，療養者は，生活文化に即した大好きな日常生活のひとコマとして，お風呂に入ることを願うのではないだろうか．そして，家族や在宅ケアスタッフは，共通した生活文化から，生活の流れのなかに組み込まれた当たり前で，心地よい体験のひとつとして，「最期までお風呂に入りたい」という療養者の意向を叶えたいと思うのだろう．しかし療養者の体調によっては，入浴することが叶わないときもある．そのようなときには「湯灌」という形で，療養者が暖かいお湯につかり，さっぱりとした心地よい体験をして，旅立つことを願うのではないだろうか．

　しかし，エンド・オブ・ライフを考える療養者にとっての入浴は，呼吸・脈拍・血圧などの循環動態の変化から，病状の悪化・急変，さらには入浴中の死を迎える可能性までを考えなければならない．そのため，在宅ケアスタッフただひとりでは，「最期までお風呂に入りたい」という療養者の意向を実現することが困難となる．このような状況を回避し，共通の生活文化を

もつからこそ理解できる療養者と家族の意向を実現するためには，療養者と家族を含め，それ
ぞれの職種の専門性を活かした在宅ケアスタッフによるチームアプローチが必要となる．

II. 最期の望みを叶えるチームアプローチ

　療養者と家族の在宅生活を支える在宅ケアチームは，さまざまな職種からなる．そして，そ
れぞれの職種がもつ強みが異なるため，病の軌跡や療養者と家族の実現したい意向に応じて必
要となるチームメンバーも変化する．変化するチームメンバーが療養者と家族の意向を実現す
るためには，それぞれのメンバーの強みを理解する必要がある．

1. 在宅ケアチームのメンバー

　在宅ケアチームには，医師，歯科医師，保健師，訪問看護師，薬剤師，管理栄養士，社会福
祉士，介護支援専門員（ケアマネジャー），理学療法士，作業療法士，言語聴覚士，介護福祉
士，訪問介護員（ホームヘルパー）などの職種や民生委員のようにフォーマルなサービスを提
供する人々，さらに，家族，親族，友人・知人，近隣住民，ボランティアなどのインフォーマ
ルなサービスを提供する人々など，療養者自身も含め，療養者と家族を支えるすべての人々が
在宅ケアチームのメンバーとなる．

　そして，それぞれの在宅ケアチームのメンバーから，訪問診療・往診，訪問看護，訪問リハ
ビリテーション，訪問介護，訪問薬局，訪問入浴介護，デイサービス，デイケア，短期入所療
養介護・短期入所生活介護（ショートステイ）などのケアサービスが行われる．このように在
宅ケアチームは，さまざまな立場から療養者と家族の生活を支えている．しかし，療養者と家
族が生活する場に，同時に存在している訳ではない．

　在宅ケアチームメンバーは，療養者と家族の1日，1週間の生活の流れからみると異なる時
間，場所，サービス内容によって，それぞれの立場から療養者と家族の生活を支えている．こ
のことは，チームメンバーごとに関わる日常生活のケア場面が異なることとなり，チームメン
バーおのおのがとらえた療養者と家族の意向にズレが生じる可能性がある．さらに，療養者と
家族が生活する場には，在宅ケアチームのメンバーが常に存在している訳ではないため，チー
ムアプローチが機能しない状況に陥る可能性がある．

2. 療養者と家族の意向の実現を阻む状況

　在宅ケアチームのメンバーがケアサービスを提供する療養者と家族が生活する場は，療養者自身が気兼ねや遠慮をすることなく自由にのびのびと使える空間と時間を兼ね備え，傷ついた心身を癒しほっと安堵の息をつくホームグラウンドであり[2]，「こんな風に生きたい」という療養者と家族の意向が中心となる場である[3]．特に，疾患を抱えながら在宅生活を送る療養者と家族にとっての「こんな風に生きたい」という意向は，生きる意味や生きていくための目標になりうる．そのため，療養者と家族から表出された意向は尊重されるべきものである．しかし，地域に点在している在宅ケアチームメンバーの力が集結できず，チームアプローチが機能しないことにより，療養者と家族が望む生活をあきらめてしまうことや，意向を表明したとしてもその意向が尊重されない状況が起こる．ここでは，「最期までお風呂に入りたい」という療養者の意向の実現が阻まれる状況を考えてみたい．

　もっとも考えられることは，療養者が「最期までお風呂に入りたい」と願っていたとしても，いまの身体状況で入浴できるかどうか判断できず，だれにも相談することなくあきらめていることではないだろうか．それは，たとえ療養者が「最期までお風呂に入りたい」と伝えたとしても，その意向を聞いた在宅ケアスタッフが，他の職種に相談することなく，自らの職種だけで対応しようとするからであろう．このことは，自らの職種がもつ強みと弱み，他の職種がもつ強みを理解していないために，療養者と家族を支えている他の事業所にいる在宅ケアチームメンバーに相談し，話合う機会を逃すことにつながる．そして，療養者と家族を含めた在宅ケアチームメンバー間でのケアの目的と目標の共有がなされず，自らがもつ知識や技術だけによる入浴ケアしか考えられなくなる．その結果として，療養者の意向よりも生命の安全が最優先され，「今日もお身体を拭きましょう」「今日も微熱もあり，血圧も高いからお風呂には入れません」などの会話が毎回のケア場面で繰り返されることになる．このことは，療養者が入浴できる可能性があったとしてもその機会を奪い，入浴を可能にするための方法や工夫を考えることができず，療養者の「最期までお風呂に入りたい」という意向の実現ができない状況が続くことになる．療養者の生命の安全は最優先されるべきものである．しかし，エンド・オブ・ライフケアにおいては特に，療養者の表情や動きを直に感じられる日常生活のケア場面などで療養者のもつ可能性に触れたときや療養者や家族の意向が表明されたそのとき，その瞬間を逃すと，次の機会は訪れない可能性がある．このように，療養者と家族を支える在宅ケアチームがケアの目的と目標を共有せず，チームとして機能していない状況では，療養者と家族の意向の実現を阻むことになる．

3. 療養者の望みを叶えるチームアプローチ

　「最期までお風呂に入りたい」という，生活文化に基づいた療養者の意向を実現するためには，どうしたらよいのだろうか．大切なことは，さまざまな立場から療養者と家族の生活を支

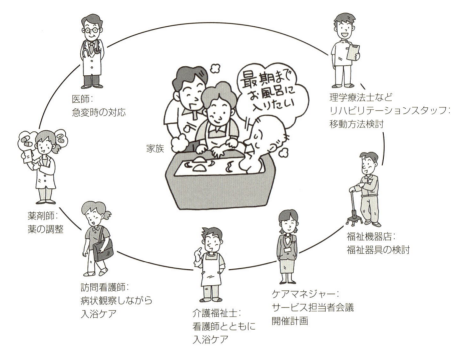

図1-5-2-1 「最期までお風呂に入りたい」意向実現に向けたチームアプローチ

える在宅ケアチームメンバーがとらえた情報の共有と意見交換を行いながら，自らの生活文化に即して，療養者と家族はどんなふうに生きたいと願っているのか，と考えながら日々のケアを行うことや，療養者と家族から聞いた意向の意味を考えることではないだろうか．そのうえで，療養者と家族の意向の実現を共通のケアの目的と目標とし，それを達成するために，お互いがもつ職種の強みを発揮できるチームを構築することが，療養者と家族の意向を尊重する支援につながるだろう．

「最期までお風呂に入りたい」という療養者の意向を叶えるための，それぞれの職種の役割を考えてみよう．療養者と家族は，自らの判断でその可能性を諦めるのではなく，在宅ケアスタッフに意向を伝えることが必要である．そして，すべての在宅ケアスタッフが漫然と清潔ケアを行うのではなく，療養者がもつ可能性を考えながら日々のケアを行うことが求められる．さらに，「お風呂に入りたい」という意向が表明されたならば，入浴に伴い起こりうる状況を理解したうえで，急変時に対応する医師や，実際に病状の変化を観察しながら入浴ケアを行う訪問看護師や訪問介護員，入浴の移動に伴う苦痛緩和を目指した薬物の調整を考える薬剤師，入浴しやすいように福祉用具を選択・設置する理学療法士や福祉機器を取り扱う業者，在宅ケアスタッフの目標共有のためのサービス担当者会議の開催を計画するケアマネジャーなど，さまざまな職種の専門性を活かした役割分担をすることができるだろう（図1-5-2-1）．そして，チームメンバーが自らの役割に責任をもつとともに，お互いの専門性に基づく役割を尊重し合い，共通の目的と目標に向かうことが必要である．また，療養者が「お風呂に入る」その瞬間，

その場に居合わせるチームメンバーは限られるが，身体状況悪化時や緊急時など，だれに，どのような方法で連絡するのかなど，いつでも連絡のとれる体制を確立しておくことは，地域に点在するチームメンバーの力を集結させ，チームで協力し合い療養者と家族の意向実現に向けたケアを行うために有効であろう．そのため，日ごろからお互いに連絡のとりやすい方法や時間帯を把握し，密にコミュニケーションをとることを忘れてはならない．さらに，入浴することが非常に困難な状況においても，無事に療養者が入浴することができたなど，ケアの目的と目標が達成されたならば，療養者と家族を支えるすべてのチームメンバーで喜びを分かち合うことがチームの結束を強めることになる．反対に，入浴を断念せざるを得ない状況になったとしても，その状況を共有し，次の機会はどのように協力し合うことができるかなどをチームメンバーで話し合うことが，それぞれのメンバーの強みを生かすケアへとつながっていくだろう．このように，療養者と家族の生活を支える同じ時間，同じ場所に存在しなくとも，それぞれの職種がもつ強みを生かし，療養者の最期の望みを叶えるためにチームでアプローチを行うことが，療養者の意向を尊重した尊厳を保つケアにつながるのである．

【第 5 章文献】
1) 筒井 功：風呂と日本人. 3, 文藝春秋, 東京 (2008).
2) 伊藤隆子：(石垣和子, 上野まり編) 看護学テキスト NiCE　在宅看護論；自分らしい生活の継続をめざして. 第 1 版, 47, 南江堂, 東京 (2013).
3) 山本則子：(石垣和子, 上野まり編) 看護学テキスト NiCE　在宅看護論；自分らしい生活の継続をめざして. 第 1 版, 126, 南江堂, 東京 (2013).

【第 5 章参考文献】
石垣和子, 上野まり編：看護学テキスト NiCE　在宅看護論：自分らしい生活の継続をめざして. 第 1 版, 南江堂, 東京 (2013).
堀内ふき, 大渕律子, 諏訪さゆり編：ナーシンググラフィカ老年看護学①高齢者の健康と障害. 第 4 版, メディカ出版, 大阪 (2013).
長江弘子編：看護実践にいかすエンド・オブ・ライフケア. 第 1 版, 日本看護協会出版会, 東京 (2014).
日本認知症ケア学会監, 岡田進一編著：介護関係者のためのチームアプローチ, 第 1 版, ワールドプランニング, 東京 (2008).

（島村敦子）

第6章

質の高いエンド・オブ・ライフケアと
今後の課題
──ケアの質評価と専門職の責務，人材育成──

I. エンド・オブ・ライフケアの質とはなにか

　エンド・オブ・ライフケアという用語の意味が，人生の終末期におけるライフケアすなわちその人の生命，生活，人生の質に関わるケアを意味している．したがってこの時期のケアの目的はその人の生命，生活，人生の価値を高められるように，いかにしてケアを行うかである．エンド・オブ・ライフケアは，単に法律や制度および料金に基づいて行われるケアではない．その当人には，家族・親族，国，地域，友人など親しい人々，所属している・していた集団としての職場，学校，趣味やグループ仲間などとともに育んできた・共有してきた共通の文化や価値観がある．また当人が生きてきた個人史としての固有の文化や価値観がある．これらを統合してケアに浸透させる必要がある．特にエンド・オブ・ライフの緩和ケアにおいては制度の駆使，知識・技術の活用に加えて，文化や価値観を重視した生き方に寄り添い支えるなかで，信頼関係を育み本人と家族の日々の営みを充実させていくことである．加藤[1]は緩和ケアにおける国や文化などの社会的・歴史的意味について述べているが，まさにこれらの視点の重要性を語っている．

　ケアの質の範囲を前述のように規定することができたとしても，一方で，生命・生活・人生の質を保証するケアはなにかと問われれば，共有できるものとしては，専門職として保健医療福祉職ができる限り具体的かつ的確にニーズを把握して適切なケアを行い，ケアによる効果（アウトカム）を高める，すなわち心身のニーズの改善とケアの満足度を向上できるようにする，ニーズ判断とケア効果評価のよりよい循環がケアの重要な鍵であると考える．エンド・オブ・ライフケアにおけるケアの効果は把握できるものではないという人もある．しかし，その人が生きてきた文化や価値観を大切にしながら身体症状，精神不安定，家族の心身の不安定，介護負担などを少しでも改善できる．また場合によっては合併症による悪化・進行を予防したり，遅らせることができればケアの質を考えた効果の出し方であるといえよう．

II. エンド・オブ・ライフ事例のニーズと　　ケアのアウトカム指標

　がん事例と非がん事例では，開始期のケアニーズが異なる部分がある．がん事例は痛みやその副作用および関連する身体症状，および死が近づいてくることへのスピリチュアルペインを

含めた精神的葛藤，不安，いらだちなどに注目する必要性が高い．非がん事例は，基本的動作等のニーズがより多いことによる自己存在価値が低下することへのおそれ，孤独感もケアのニーズになりやすい．両方の事例群において在宅ケアの開始期にはニーズ内容の発生率に差があっても，両事例ともにこれらのニーズはエンド・オブ・ライフケアのなかでは，いずれかの時期に発生している．看取り前1週間〜10日くらいの身体症状は両事例群ともに，多様に発生して違いがないことが多い．

　島内ら[2]はニーズがあるものについて，注目してケアを行い，そのニーズの変化（アウトカム）によって評価をしながら改善や，場合によっては現状維持（悪化しなかった）を目指さざるを得ないときもあることを提示した．家族は24時間ともに暮らしているため，専門職が気づかないニーズに気づいていることもある．ケアの効果についても家族と専門職で異なる判断をしていることもある．ニーズ把握については，家族が気づいていても専門職が気づいていない場合には専門職によるケアがなされない状況が発生してしまうため注意しなければならない．またケアの効果（アウトカム）についても，家族が改善していないととらえているにもかかわらず専門職は改善したととらえている場合，ケアをしない危険にもつながるため注意する必要がある．

　両者によるニーズ判断とアウトカムの判断を比較することでニーズへの対応が早期により適確になりやすいと考えられる．そのために緩和ケアとして必要なニーズのアセスメントとアウトカムについて，表1-6-2-1は看護師がとらえる指標として，表1-6-2-2は家族がとらえる指標として使用することができる．ここでは本人が心身上，記入できないことも多いので，家族による評価指標を用いている[2,3]．看護師によるケアの指標は家族によるものをすべて含んでいるが，看護師はそれ以上の内容を専門的にとらえ，ケアするための評価指標の範囲が家族より広い．

III. エンド・オブ・ライフ事例の家族と訪問看護師によるニーズとアウトカム評価を生かすケア

　Teno J.[4]は，アメリカのエンド・オブ・ライフケアにおける全国的な調査で家族が患者の身体症状について把握したニーズは信頼性が高いと述べている．したがって，ここはわが国で筆者らが行った家族と受持訪問看護師のニーズ把握の比較について述べる．表1-6-2-1と表1-6-2-2を用いて，同一事例の組み合わせで，がん事例28組，非がん事例29組について家族と看護師のニーズ比較[5]をした．がん事例では家族よりも看護師のニーズ把握率が高く，なかでも「栄養と水分」「生活・治療・サービス希望を表現しにくい」「孤独感」のニーズは，看護師が家

第1部・第6章　質の高いエンド・オブ・ライフケアと今後の課題　　61

表 1-6-2-1　専門職による在宅エンド・オブ・ライフケア事例のニーズとアウトカム評価指標

		ケアニーズ			ケアの結果（アウトカム）		
Ⅰ 痛みのマネジメント	1.　ペインコントロール	①疼痛	あり	なし	1-1　疼痛が消失した	はい	いいえ
					1-1-2　疼痛が緩和できた（評価基準 VAS 3/10 フェイス 2/5）	はい	いいえ
		②レスキュードーズの量・頻度	あり	なし			
	2.　痛みの対処	③痛み増強時の対応方法に関する理解（レスキューの使用法・関連ルートの確立など）	あり	なし	1-2　疼痛増強時は，我慢せず医療職に援助を求めることができた（問題なし）	はい	いいえ
	3.　セルフマネジメント（患者参加）	④痛みの表現方法（疼痛の性質・原因などを特定できる表現）	あり	なし	1-3　適切に痛みの表現ができた	はい	いいえ
	4.　副作用症状	⑤意識レベル	あり	なし	1-4　副作用症状が消失した	はい	いいえ
		⑥便秘	あり	なし			
		⑦嘔気嘔吐	あり	なし			
	5.　薬に対する不安・抵抗感	⑧薬物使用に対する抵抗感（服薬コンプライアンス・麻薬に関する誤認識）	あり	なし	1-5　薬物療法に関する不安・トラブルがない	はい	いいえ
Ⅱ 痛み以外の苦痛症状のマネジメント	1.　身体症状の悪化・変化	⑨呼吸困難	あり	なし	2-1-1　呼吸困難が消失した	はい	いいえ
					2-1-2　呼吸困難が軽減した	はい	いいえ
		⑩消化器症状	あり	なし	2-1-3　消化器症状が消失した	はい	いいえ
					2-1-4　消化器症状が軽減した	はい	いいえ
		⑪嚥下障害	あり	なし	2-1-5　誤嚥性肺炎をおこさない	はい	いいえ
					2-1-6　嚥下状態の改善	はい	いいえ
		⑫発熱または感染症状	あり	なし	2-1-7　感染症状が消失し，新たな感染症状が出現しない	はい	いいえ
	2.　水分・栄養管理	⑬水分出納バランス	あり	なし	2-1-8　水分出納管理改善した	はい	いいえ
		⑭栄養バランス	あり	なし	2-1-9　栄養改善した	はい	いいえ
		⑮泌尿器症状	あり	なし	2-1-10　乏尿に対して本人・家族へ説明をし，家族が対応できた	はい	いいえ
					2-1-11　尿失禁に対して，汚染によるトラブルが防止できた	はい	いいえ
	3.　スキントラブル	⑯皮膚の問題	あり	なし	2-1-12　皮膚トラブルがない，または改善した	はい	いいえ
	4.　倦怠感	⑰倦怠感	あり	なし	2-1-13　倦怠感が増強しない	はい	いいえ
Ⅲ 心理・精神的援助	1.　本人の精神的負担	⑱生活・治療やケアに対する希望	あり	なし	3-1-1　生活・治療ケアの希望が表現できた	はい	いいえ
		⑲抑うつ・不安・苛立ち・否定的言動	あり	なし	3-1-2　不安やいらだちが軽減された	はい	いいえ
	2.　家族の精神的負担	⑳生活・治療やケアに対する希望	あり	なし	3-2-1　家族が治療やケアに不安がなく安心・安楽に生活できた	はい	いいえ
		㉑家族の抑うつ・不安・苛立ち・否定的言動	あり	なし	3-2-2　家族の不安やいらだちが軽減された	はい	いいえ
Ⅳ スピリチュアルペインへの援助	1.　生きること，存在していることの目標	㉒やりたいこと，気になること，やり残していること	あり	なし	4-1-1　本人・家族の気になることとやり残していたことが実現できた	はい	いいえ
		㉓心のよりどころとなるもの	あり	なし	4-1-2　本人・家族の信じるものが尊重されていることを実感	はい	いいえ
		㉔重要なメッセージの伝達	あり	なし	4-1-3　本人が重要なメッセージまたは文章が残せた	はい	いいえ
	2.　他者とのつながり	㉕他者との関係を失うことによる孤独感	あり	なし	4-2-1　本人が家族や他者とのつながりやいたわりを実感できた	はい	いいえ
	3.　自律性を保つ	㉖「役に立たない」という自己の存在価値が失われることによる苦痛	あり	なし	4-3-1　本人が自分の存在の意味・価値を見出すことができた	はい	いいえ

〔島内　節，薬袋淳子：特許．2006-299703　在宅でのターミナルケアシステム．島内　節，安藤純子，岡平美佐子，ほか：在宅終末期ケアパスの評価によるケアの充実およびシステムの改善に関する研究　平成 24 年度研究報告書，広島在宅ケア研究会，2013 を一部修正〕

表 1-6-2-2　家族による在宅エンド・オブ・ライフケア事例のニーズとアウトカム評価指標

	在宅開始期に以下の症状や問題，事実がありましたか？			結果はいかがでしたか？		
痛み	1．痛みがある	あり	なし	1．痛みが消失した，または軽減した	はい	いいえ
	2．薬による副作用（吐き気・便秘・意識障害）	あり	なし	2．副作用の症状が消失または軽減した	はい	いいえ
	3．痛み止め薬を使う不安	あり	なし	3．薬に対する不安や問題が少なくなり，正しく薬が使えた	はい	いいえ
その他の苦痛症状	4．息苦しさ	あり	なし	4．息苦しさが消失または軽減した	はい	いいえ
	5．飲み込みにくい・むせる	あり	なし	5．飲み込みが少しでも楽になったまたは飲み込みが悪いことによる肺炎を予防できた	はい	いいえ
	6．発熱	あり	なし	6．熱が下がった，発熱しなかった	はい	いいえ
	7．栄養や水分が足りない	あり	なし	7．栄養不足・水分不足にならなかった	はい	いいえ
	8．排泄の苦痛（下痢・便秘などによる）	あり	なし	8．排泄に関する苦痛・ストレスがない	はい	いいえ
	9．皮膚の問題（かゆみ・床ずれ・湿疹）	あり	なし	9．皮膚の問題がない，または改善した	はい	いいえ
	10．体がだるい	あり	なし	10．体のだるさが軽減した	はい	いいえ
精神心理	11．本人が生活・治療・サービスの希望を表現しにくい	あり	なし	11．希望が取り入れられた	はい	いいえ
	12．本人の抑うつ・不安・いらだち・否定的言動	あり	なし	12．不安，いらだちが軽減，または消失した	はい	いいえ
生きる意味価値観	13．言い残していること，やり残していることがある	あり	なし	13．やり残していることを表現したり，取り組みができた	はい	いいえ
	14．孤独感	あり	なし	14．家族や知人とのつながりがもてると感じた	はい	いいえ
	15．「役にたたない」というような苦痛	あり	なし	15．自分ができることに取り組めると思った	はい	いいえ

		ご本人，ご家族の状態はサービスを受けてどうでしたか			全体を通して，この時期の訪問看護ステーションのサービスについて満足されましたか
在宅サービスの効果	ご本人	16．本人の病状が安定した	はい	いいえ	
		17．本人の精神的安定が得られた	はい	いいえ	3．満足できた
		18．本人の生活が安定した	はい	いいえ	2．だいたい満足できた
	ご家族	19．家族の介護力が向上した	はい	いいえ	1．あまり満足できなかった
		20．家族の精神的安定が得られた	はい	いいえ	0．まったく満足できなかった
		21．家族の介護負担が軽減し生活が安定した	はい	いいえ	

〔島内　節，薬袋淳子：特許．2006-299703　在宅でのターミナルケアシステム．島内　節，安藤純子，岡平美佐子，ほか：在宅終末期ケアパスの評価によるケアの充実およびシステムの改善に関する研究　平成24年度研究報告書，広島在宅ケア研究会，2013を一部修正〕

族より有意に高くとらえていた．一方非がん事例では「排泄苦痛」「飲み込みにくい」「痛み」のニーズは家族が看護師より有意に高率にとらえていた．非がん事例では本人が訴えにくいこともあり，24時間ともにいる家族よりも，訪問時のみにとらえる看護師が見落としやすい．これらのニーズには特に注目してケアが必要である．

　また家族と看護師のニーズに対するケアの効果（アウトカム）については，同一事例の組み合わせニーズのアウトカム比較[6]では，がん事例では両者がよいと判断したニーズは50%改善しており，「肺炎予防」「ケアの希望の取り入れ」「不安やいらだち軽減」「家族・知人とのつながりがもてた」であった．家族が看護師よりも改善率が全体的に高く，なかでも「便秘や下痢の排泄苦痛」は，家族は有意に改善したとの回答であった．しかし家族，看護師の両者ともに改善率が低いのは「やり残していることがある」で，30%未満であった．

　以上の結果から，がん事例については看護師は家族よりもニーズ把握率が高く，ケアの効果は家族も看護師も非がん事例よりも高いと評価している傾向があった．死別後の家族によるケア満足度についてもがん事例が非がん事例よりもやや高かった（がん事例92%，非がん事例88%）[6]ことから，がん事例では身体的・精神的ケアの効果が非がん事例よりも高く，非がん事例よりも，より適切なケアがなされていることが推測された．どちらかといえば，がん事例は事例の経過時期別の変化予測がしやすいことや変化が見えやすいことが影響しているかもしれない．

IV．エンド・オブ・ライフケアにおける専門職の責務

　エンド・オブ・ライフケアにおいては，国民的文化，地域文化・家族文化・本人が生きてきた・築いてきた個人固有の文化，特に個人史，価値観，信条，人間関係をケアのなかに十分取り込んで，自由で選択的な生き方を支え本人と家族のライフ（生命，生活，人生）の意味づけ，価値づけを重視する必要性が高い．エンド・オブ・ライフにおけるケアのあり方は，その人や家族のライフの価値を高めたり，低くするぐらいの重要な意味がある．その人と家族の1人ひとりの存在価値を高め，尊厳が守られ，取り戻すことができないかけがえのない時間を，緩和ケアすなわちスピリチュアルペインを含めた心身ケアを十分行うことによって，ライフの価値をできる限り高められるように，各専門職者として，またチームケアにおいて生活の営みを支えられるようなケアを提供することが責務である．このためには制度・知識・技術の習熟と駆使は当然の前提であり，日々の事例の経験は貴重な学習，評価の蓄積となり，次の事例に活用できるものにする責務がある．

　エンド・オブ・ライフケアの国際的な教育研修の組織（End of Life Nursing Education Consortium：ELNEC) がある[7]. わが国でもこの研修は国際看護セミナーとして行われており, さまざまな国に波及している. この研修のみならず, 都道府県内・看護グループなどの研修もあるので積極的な参加が望まれる.

V. エンド・オブ・ライフケアの社会化と 人材育成および今後の課題

人がどのようにして生まれ, 育てられ, 生活を築き, 就業, 家族を築き, またさまざまな関係のなかで, 役割をもって生きてエンド・オブ・ライフを迎えるか. このストーリーを専門職になる以前には一定の深さで学ぶ機会がきわめて少ない. このことはいかに生きていくか, 自己の生き方を問い続ける機会が少ない現状でもあると考える.

筆者は10年前にデンマークのコペンハーゲンにおいて次のような経験を得る機会があった. 保健医療福祉を学ぶ学生ではなく一般の大学生に学習単位化されているとの話を聞いた. 介護や何らかの生活支援を必要とする在宅事例に在宅で終日付き添って, 手伝いをする姿をみた. そこには現場の在宅ケアの専門職からどんな事例でなにに気をつけるのかの説明を受けて, 毎週1日, 1〜2か月間, ケアを必要とする人といっしょに朝食, 昼食, おやつを食べ, トイレで排泄介助, 車いすでの約30分ほどの外出, 買い物を手伝い, 音楽を聴いたり, 話を聞いたりして終日ともにすごしていた. 大学生はともにすごしたスケジュールと手伝い内容を記述し, 学習したことをレポートにして大学に提出するとのことであった. この経験は障害者を理解し, どのように関わればよいかを学習できるため, ケアの文化を若い一般市民が各自学習し, ケアを社会化することに重要な意味をもっていると考えさせられた.

在宅エンド・オブ・ライフケアとのつながりで考えれば, 介護を若いころから自然なこととして経験することでの学習とその文化の定着が必要と考えた. そのうえで保健医療福祉職などの専門職の人材育成としては年齢経過に沿ったライフの意味, 価値, およびエンド・オブ・ライフケアについてカリキュラムに位置づけて学習する機会を単位化, 義務化し, またペーパー上, 映像などの具体的な事例学習を加えるべきと考える. 専門職教育としては, エンド・オブ・ライフケアで果たす役割によって強化すべき点が異なる. そのうえで専門の大学や専門学校卒業後, 現場経験中にエンド・オブ・ライフケアにおいて, 少なくとも事例のニーズアセスメント, ケア方法, アウトカム（心身ケア効果と利用者満足度）のケアパスとチームケアおよびケアシステムについて, プログラム研修は必須である. また修士課程や博士課程においても, どの保健医療福祉職もエンド・オブ・ライフケアには関わることが多いので, 共通科目を設定（必須または選択制）すべきである. さらに専門的な分野領域設定による教育研究の拡大と深化・発展プログラムを必要とする.

デンマークでは 1989 年には地方自治体によって多少の違いがあっても，「看護」「介護」「ホームヘルプ」の 24 時間のケア体制が整えられた．また看護では在宅での滞在時間延長による連携した昼夜ケアもある．1990 年に生活支援法第 57 条改正案として「在宅死を可能するための国の補償支援制度」がスタートした[8]．

この内容は，介護の支援を家族に押し付けるのではなく，本人と家族が希望すれば残されている期間（2〜6 か月間）に本人と家族の生活の質向上のために就業している家族に給与が支払われる．その規定は以下のとおりである．

①人生最後の期間を自宅で過ごしたいと願う者への寄り添いのために一時的に休職しなければならない家族等は，公的補償を受けることができる．

②ただしその補償額はホームヘルパーが受ける給与の最高額を上回ってはならない．

③家族が寄り添って介護をしていても必要に応じて病院等は利用できる．

わが国ではエンド・オブ・ライフケアで家族が介護することが当然とされ，介護を家族に押しつける現状がある．わが国でも介護休暇はあるが，その場合には給与は減額される職場もあり，それを契機にパート従業の日数や時間削減や雇用中止に追い込まれる現状もあるので，現実的には利用しにくい．

このわが国のエンド・オブ・ライフケアや家族による介護に頼る文化・風潮は，早く改善しなければならない．高齢者世帯や単身世帯が増加しているわが国では在宅死の割合を増やし，在宅エンド・オブ・ライフケアが拡充していくために家族介護に頼る制度を変えて社会保障として支えることが重要な課題である．各種学会，特に在宅ケアとしてはこれらについてデータを裏づけして厚生労働省への提案も必要である．

【第 6 章文献】
1) 加藤恒夫：イギリスにおける終末期ケアの歴史と現状：日本への教訓，諸外国における高齢者への終末期ケアの現状と課題．海外社会保障研究，168：4-24（2009）.
2) 島内　節，薬袋淳子：在宅でのターミナルケアシステム（特許 2006-299703）.
3) 島内　節，安藤純子，岡平美佐子，ほか：在宅終末期緩和ケアパスの評価によるケアの充実およびシステム改善に関する研究，平成 24 年度報告書．29，37，広島在宅ケア研究会（2013）.
4) Teno J：Family evaluation of hospice care：results from voluntary submission of data via website. *Journal Of Pain And Symptom Management*, **30**（1）：9-17（2005）.
5) 島内　節，山本純子，安藤純子，ほか：在宅終末期における家族および看護師がとらえた緩和ニーズ把握の比較：在宅ケア開始期と臨死期．40，第 20 回日本家族看護学会学術集会（2013）.
6) 島内　節，山本純子，安藤純子，ほか：在宅終末期における家族と訪問看護師による緩和ケアアウトカム評価の比較；在宅ケア開始期と臨死期．354，第 33 回日本看護科学学会学術集会（2013）.
7) VA San Diego Healthcare System Extended Care Unit：Empowering Veterans and Families to make End-of-Life Decisions. 1-9（2014）.
8) 花村春樹：デンマークの「在宅死を可能とするための家族等への補償支援に関する法」について．東海大学健康科学部紀要，創刊号：101-106（1995）.

（島内　節）

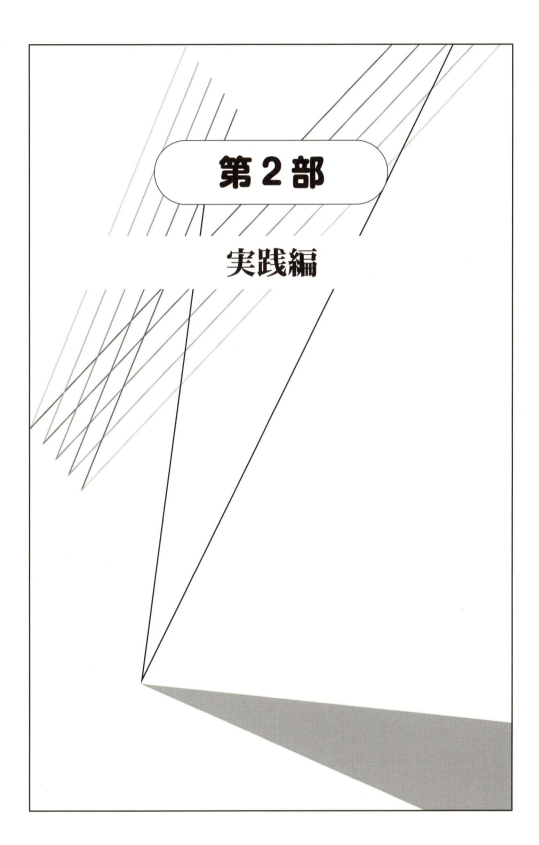

第2部

実践編

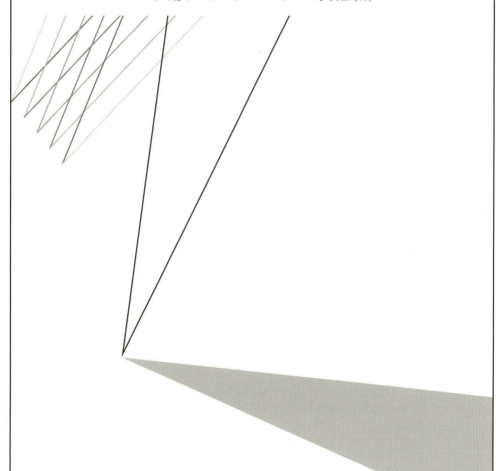

第1章

病の軌跡とエンド・オブ・ライフケア
―― 病状経過のプロセスにおける
支援のタイミングと留意点 ――

I. がんとともに生きる人の病状経過とエンド・オブ・ライフケア

1. エンド・オブ・ライフケアを生きるがん患者の特徴

　がん患者の初期には全般的機能は保たれているが，最期の1〜2か月で急速に機能が低下することが特徴である．したがって，介護が必要となるのは最期の1〜2か月である．図2-1-1-1はLynn J. らが提唱した「Illness trajectory（病の軌道）」のがんのモデルである．

　がんは種類が違っても，自己増殖・浸潤し，原発巣や転移巣で増大し，臓器不全を起こす．また，腫瘍量が増加すると悪液質を引き起こし，全身状態を衰弱させるという共通の病態をもつ．そのため，がんでは発症初期から，侵害受容器や神経を浸潤することで，「疼痛」が比較的早期から発生し，増強しながら長期に持続するという特徴がある．

　さらに進行すると，原発巣や転移先でのがんの増大による生体臓器の機能不全によって，呼吸困難，腎不全，腸閉塞などを引き起こすのである．最終的には悪液質によって，ほとんどの人にだるさと食欲不振，全身倦怠感，るい痩などの全身症状となる．

　がんの緩和ケアについては，これらの症状緩和の方法はほぼ確立しており，がんでもっとも問題となる疼痛コントロールについては，モルヒネ，オキシコドン，フェンタニールなど各製剤や剤型の選択肢も増え，合わせて鎮痛補助薬を使用することで，大部分の疼痛を緩和することが容易となっている[1]．

2. がん患者のエンド・オブ・ライフケアの実践

　エンド・オブ・ライフケアの実践における6つの要素を長江は文献検討の結果から，「①疼

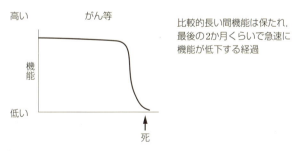

〔Lynn J：Serving patients who may die soon and their families. *JAMA*, 285（7），2001〕
図2-1-1-1　Illness trajectory（終末期の軌道）のがんのモデル

痛・症状マネジメント，②意思決定支援，③治療の選択，④家族ケア，⑤人生の QOL（quality of life；生活の質）を焦点化，⑥人間尊重で構成され，これらの構成要素がチームアプローチと組織的アプローチを用いて機能的に連動することによって，看護師は患者との家族の価値観や選好に気づき，患者とその家族の意思表明を支援し，関係者と共有するための明確なコミュニケーションを通して到達する高度に個別化されたケアを提供する」と述べている[2]．

　そこで，実際にチームアプローチと組織的アプローチが機能的に連動したと考えられる乳がんの肺転移をもつ事例を診断・初期治療期の局面，病状悪化期の局面，終末期の局面，臨死〜死後の局面の局面ごとに紹介し，6 つの構成要素を用いながらエンド・オブ・ライフケアの看護実践を解説する（図 2-1-1-2）．

《事例に関する情報》

【患者】A 氏，女性，44 歳

【健康障害】原発巣乳がん，ステージⅣ，肺転移，胸水貯留

【家族構成】夫（コンビニエンスストア経営），息子（中学生），義父母（農業）の 5 人暮らし．

【治療状況】病院で初期の乳がんの告知を受け治療を勧められたが，A 氏の友人が信仰宗教と健康食品で腫瘍が消えた経験があり，治療をしないで在宅療養をしている．

1）診断・初期治療期

【疼痛・症状マネジメント】診断初期には身体的苦痛はないが，がんと診断された通常の反応は図 2-1-1-3 のように[3]，多くの患者は強いショックを受けている．患者に共感に満ちた傾聴と情緒的サポートを行うことが重要である．

【実践】告知後，A 氏は表情にあまり変化がなく，言葉も少なかったので，心の内をありのままに表現できるよう，そばに寄り添いながら積極的に傾聴した．一貫したサポートができるよう A 氏と家族の心理的経過状況を診療所医師（以下，医師）・診療所看護師・訪問看護師・ホームヘルパー・理学療法士・栄養士（以下，多職種）で共有した．

【意思決定支援】診断初期は患者・家族も病気の進行状況が想像しにくく予想がつかないことが多い．このような状況で意思決定支援に関わるとき，必ず多職種の多面的な角度から意見を集約し，患者の立場となって意思決定支援することが大事である．

【実践】訪問看護師は A 氏が選択したことを尊重しつつ理由を聴き，決定したことでも気持ちが途中で変わってもいいことを伝え，揺れ動く気持ちに寄り添った．「治療を望まない」A 氏に対し，家族は「治療を望む」という意向の相違があった．A 氏と家族の意向に相違があることに対しては，A 氏と家族にこれまでの生活や大切にしてきたことを情報収集し多職種で共有し，双方の共通点を見いだすように関わった．

2）病状悪化期

【疼痛・症状マネジメント】転移・再発・病状悪化期は病気の進行や突出痛など変化する症状から，生命存続の危機を感じ，図 2-1-1-4 のように不安や抑うつを発症することが高いといわ

第2部・第1章 病の軌跡とエンド・オブ・ライフケア

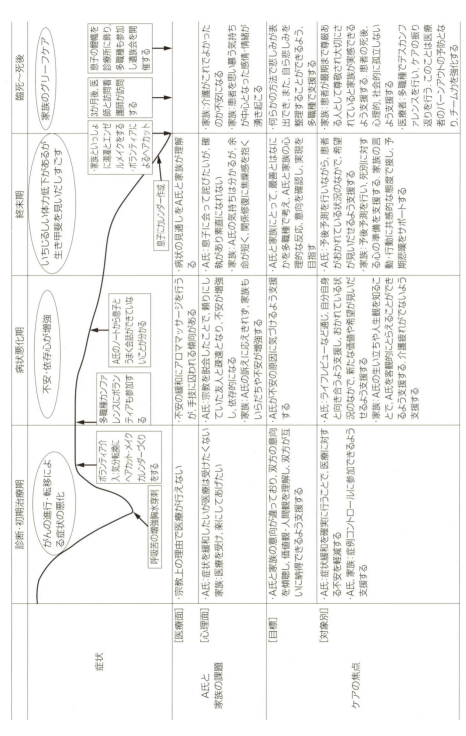

図2-1-1-2 A氏の病状経過とケアの関係図

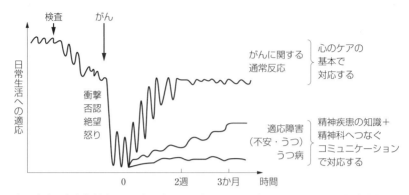

〔小川朝生, 内富康介編：これだけは知っておきたいがん医療における心のケア：精神腫瘍学ポケットガイド. 9, 創造出版, 東京, 2010〕

図 2-1-1-3　がんに対する通常のこころの反応とその対応

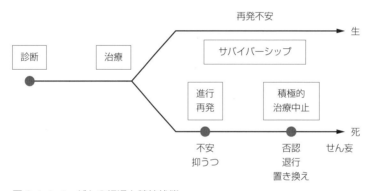

図 2-1-1-4　がんの経過と精神状態

れている[4]．身体的苦痛の除去・緩和を積極的に行い，抑うつやせん妄は専門家の介入を含め検討することが重要である．

　【実践】ホームヘルパーよりＡ氏が最近，座位ですごす時間が増えていると訪問看護師に報告があり，訪問看護師はＡ氏の肺音を聴診し胸水が貯留していると判断した．Ａ氏の背部をさすりながら，不安が軽減するよう声かけし酸素吸入を開始した．

　【治療の選択】病状悪化期は突出痛など変化する疼痛を確実に緩和することで医療と医療者に対する強い信頼を築くことができる．また，症状コントロールに患者が参加することで安心感と自己効力感が向上し痛みの軽減につながる．

　【実践】医師はＡ氏と家族に呼吸苦の緩和方法に薬物療法と胸水穿刺があると説明し，Ａ氏の手を握りながら「大丈夫です，息は楽になりますから」と言葉をかけ，診療所看護師はＡ氏の背中をさすりながら，医師の説明を補足した．Ａ氏は治療を拒否していたが呼吸苦の原因を理解すると胸水穿刺を選択した．施術後，呼吸苦がいちじるしく改善すると「息が吸える…．こんなに楽になるんだったら，我慢しないで早くしてもらえばよかった」と話し，これを機に

医療に対する不安な訴えが少なくなり変化がみられた.

【人生のQOLの焦点化】症状が安定している状況で，患者が自分自身と向き合い不安を表出したり，新たな価値や希望が見いだせるよう支援することが重要である.

【実践】症状が緩和するとA氏は「入信するんじゃなかった．健康食品もいわれるように買って飲んだのに悪くなったり，息子のために貯金してきたお金も使い果たしたり，これじゃ本末転倒…．でも（宗教）やめたら罰が当たりそうだし，もう，どうしたらいいかわからない（泣）」と，今までの行動を振り返る発言をするようになった．訪問看護師はA氏の沈黙の語りにもそっと寄り添い共感した．A氏と他職種とのやりとりを共有しA氏が前向きな気持ちになる関心があることを検討した．A氏は手先が器用でお洒落に関心があったことから，カレンダーづくりとヘアカットとメイクをボランティアに介入してもらい行った．A氏は笑顔が増え，前向きな発言が増えていった.

3）終末期

【人間尊重】終末期のがん患者は身体状態の悪化や死を意識せざるを得ず，否認，退行，置き換えといった心理的防衛機制がみられることがある[4]．たとえば「何でも看護師に頼んで自分でできるセルフケアもやってくれない」「怒りっぽくなり周囲に当たり散らすようになった」といった内容で，これら防衛機制の多くは，いずれも治癒が望めない状況や死にゆくプロセスへの不安，恐怖に対する対処法として用いられることが多く，置き換えに関しては，治癒が望めないがんに罹患してしまったことに対する怒りを家族や医療者に向けるものが多い．これらの防衛が認められた際，ケアする側は患者がつらい状況を乗り越えようとしていると客観的にとらえながら関わることが大切である.

【実践】A氏は悪液質の進行に伴い倦怠感が増強し，ベッド上の生活となると些細なことでも人に判断を求めたり，不満やいらだちをぶつけるようになった．ホームヘルパーと訪問看護師から「Aさんを訪問するとなかなか出れない…」「なにか不安があると思って話を聞くんだけど，核心に触れるような話を切り出すと"背中をさすって"って，避けるんだよね」と聞かれるようになった．A氏の気持ちを理解するにはA氏の生い立ちから理解する必要があると考え，A氏と家族から話を聞いた．A氏は躾の厳しい両親の下で育ち，A氏が困難に直面すると親が指示したとおりに従っていたことが分かった．多職種でA氏を深く理解しようとする姿勢に，A氏も「自分に自信がなくて」と心情を吐露するようになり，いらだちが減り穏やかになっていった.

【人生のQOLの焦点化】終末期では病勢が進行するにつれて，幻滅や方向性の喪失といった限界が心理的防衛機制にとって代わることが多い[5,6]．しかし，Benner P.は患者を「このような病状であっても患者は関心を放棄しない．自分が置かれた状況のもとで自分に可能なことを見いだして実行し体験することで安らかになり，治療に耐え抜く気力の源になりうるのである」と述べ，看護については「患者への気遣い・関心に基づいて患者がもつ物語を理解することで，患者が病気というストレスに対処し切り抜けていくことを手助けすることである」と述べてお

り[7]，患者が自分自身を見つめるように関わることが大切である．

【実践】ボランティアを含め多職種で細かに情報を共有し，Ａ氏の何気ない言葉から希望を探った．ホームヘルパーからはＡ氏が息子とほとんど話をしていない状況であること，ボランティアからは訪問看護師から自分の気持ちを綴るようにアドバイスされだれにもみせていなかったノートをみせてもらったこと，そのノートには息子に謝りたいことや息子を残して亡くなる不憫さ，息子に対する望みなどが書かれていたことが分かった．訪問看護師は家族と話し合い，Ａ氏が息子と話し合えるよう仲介をした．理学療法士はＡ氏がカレンダーづくりに参加したいと話していたことから，医師と診療所看護師は参加に同行した．Ａ氏は意識朦朧状態のなか，息子の誕生日の日付に蝋燭が灯ったケーキと言葉を描き，家族はじめ参加者全員がＡ氏を讃え拍手し，Ａ氏は充足に満ちた笑顔で帰宅し，その2日後，亡くなられた．

4）臨死〜死後

【人生のQOLの焦点化】臨死期は傾眠傾向など，本人の意思を確認することがむずかしくなるので意思確認ができる間に，しておきたいことや会いたい人がいないか本人と家族にも確認しておくことが大事である．本人の意向を家族も認識し実現することで残された家族にとっても「その人らしい最期だった」と思えることにつながる．

【家族ケア】死別に対する心の準備として最期に着る服（本人が好きな服）など話し合い，現実のこととして認識できるよう関わる．この時期の家族は「患者のためになにかできることはないか」と焦燥感や無力感を抱き無理をして介護についたり，または，予期悲嘆で思いが叶わないことに対して憤りや嘆きを患者だけでなく医療者や家族に対し感情を表出することがある．家族の行動に共感的な態度で接しつつ，ライフレビューにより患者とすごした時間や関係を振り返り，つながりや絆の確かさを実感できるよう支援する[8]．患者が亡くなったあと患者と家族との時間と空間が阻害されないよう配慮し家族を労い，患者が最期のときまで尊厳ある人として尊重され大切にされていると家族が実感できるよう支援することが大切である．

【実践】訪問看護師はＡ氏の死が近いことを家族が理解できているか注意しながら，看取りについて説明し傾聴した．家族が看取ってあげられたという満足感が残るよう，手を握ったり声かけするよう促し，そばに付き添った．Ａ氏の死亡後，家族が落ち着いてから，Ａ氏が希望していたことを相談した．Ａ氏は洒落で，美容師ボランティアにヘアカットとメイクを毎月予約し，綺麗になった自分の姿を写真に撮っては皆にみせて楽しんでおり，亡くなった日は美容師ボランティアが訪問する日であった．家族にヘアカットについて相談すると，家族はＡ氏の希望通りにしてあげたいと話された．湯灌には家族と訪問看護師とホームヘルパーが入り，家族にＡ氏の思い出話や労いの言葉かけをしながら行い，診療所看護師とボランティアはＡ氏をイメージした花束をつくった．最初は沈痛な面持ちの家族であったが多職種の関わりと，美しく穏やかに眠っているＡ氏をみて，笑みがこぼれるようになった．

医師は家族に精神的なサポートになることを伝え，約3か月後，お供えの花をもって訪問看護師といっしょに訪問をし，家族の生活状況や精神状況を傾聴した．Ａ氏が診療所に鯉幟を寄

表 2-1-1-1　いかなる決定にも影響を及ぼす 3 つの問題

第1	症状マネジメントに関する介入や治療の実行においては患者のよりよい選択を，実践者が念頭におく．これには，ひとつの選択肢として，治療しないことへの同意も含まれる．
第2	患者と家族メンバーだけではなく，関連するすべての医療専門職も巻き込んだオープンなコミュニケーションが，情報に基づく意思決定を促す．
第3	過去と現在の生活体験を交えた患者自身の話を聴くことによって，専門職は患者の視点から症状の理解をすることができる（Chochinov 2002, Steinhauser et al. 2000）．

付していたことから，5 月に診療所に鯉幟を飾り遺族会を開き，ボランティアと多職種も参加した．他の遺族と交流し悲哀を分かち合ったことで家族は「穏やかで前向きな気持ちになりました」と話した．

3．まとめ

　乳がんの肺転移をもつ事例を 4 つの局面ごとに紹介し，6 つの構成要素にしたがい解説した．この事例で強調したいのは，在宅ケアに関わる多職種がコミュニケーションを通しチームアプローチを機能的に連動していることである．各曲面の【実践】について Regnard と Kindlen が述べている「いかなる決定にも影響を及ぼす 3 つの問題」[9]の第 2 と第 3 に焦点をあてまとめる（表 2-1-1-1）．

　第 2 の「オープンなコミュニケーションが情報に基づく意思決定を促す」は，ある職種で解決できない問題は，その職種だけで取り組んでいる限り放置されやすい．しかし，その場を多職種が取り囲んでいれば，思いもよらない糸口が多職種から提示されることがある．多職種で取り組み複数の視点でとらえ，複数の頭脳で考えることで，患者の問題をより多く，よりよく解決することができる．そのような方向でカンファレンスが機能すれば，同職種・異職種間での情報交換による技術の向上だけでなく，異なる職種の専門性に学ぶ機会や参加者相互の教育の場にもなる．また，専門職だけでなく，患者と家族に関わる人々も積極的に参加することが望ましいと筆者は考える．それは患者・家族について貴重な情報をもっている存在と考えるからであり，A 氏の場合，ボランティアが参入したことが非常に大きかったからである．患者は身体的，社会的，精神的ニードは医療者に訴えることが多いが，スピリチュアルニードは高いのに訴えにくいことがある[10]．患者と家族にとっては忙しい医療者に多かれ少なかれ遠慮があり，そのような場合，スピリチュアルなニードやペインを表出することを時として躊躇・断念している場合も少なくない．また，傾聴という言葉があるが「話を聴きにきました」と勧められて，自発的にスピリチュアルペインを「相談」することは筆者の経験上あまりない．療養にある患者のニードに"自然"に寄り添い，その人がして欲しいことが気軽に"自然"に頼める人がいることが肝心である．

　第 3 の「過去と現在の生活体験を交えた患者自身の話を聴くことによって，専門職は患者の視点から症状の理解をすることができる」は，医療者は患者の人生のごく一部分しか知らない．

その断片的な情報で患者の症状をとらえて支援することは危険である．事例の場合，A氏の話を聴く際，医療者は自分自身を客観的にみつめ，自分の価値観で相手を推し量らず，A氏のなかに望む答えがあることを信じながら，言語情報のみならず，表情，身振り手振りをはじめとした身体所作，感情といったニュアンスを感じ取る努力を行った．A氏をあるがままに受け入れ，A氏のなかに答えがあるということ信じて関わる姿勢に，A氏の心が氷解し，A氏の本音である物事の核心を引き出すことができたように思う．

　患者のなかにその人らしい生き方，どんなときでも希望があると信じる力は，支える側の自分自身を信じる力に感応するように思う．医療者と介護者，ボランティアも含めた多職種が「どんなときでも希望がある」と信じながらチームアプローチをすることがエンド・オブ・ライフケアにおいて極めて大切である．

【第1章Ⅰ．文献】
1) 平原佐斗司："エンド・オブ・ライフケア"の視点を有する在宅医療の重要性（2012）．
2) 長江弘子編：看護実践にいかすエンド・オブ・ライフケア．88，日本看護協会出版会，東京（2014）．
3) 小川朝生，ほか編：精神腫瘍学ポケットガイド，これだけは知っておきたいがん医療における心のケア．81-90，創造出版，東京（2010）．
4) 明智龍男：がん患者に対する精神医学的な介入に関する研究について．特集　がん対策基本法を受けて変わりつつあること　今後の緩和ケアを見つめて，緩和医療学，**11**（4）：373-377（2009）．
5) 大中俊宏，岸本寛史監訳：MD Anderson Manual of Psychosocial Oncology. 355-365, MEDSi（2013）．
6) 蓮尾英明，松田能宣，松岡弘道，ほか：がん終末期における心身医学的関わりの限界；難渋した慢性疼痛症例を通じて．日本心療内科学会誌，**18**（2）：97-103（2014）．
7) Benner P, Wrubel J：The primary of Caring, Stress and Coping in Health and Illness. 294-323, Prentice Hall（1989）．
8) 田村里子：終末期におけるステージ別のケア；捉え方と実践，ターミナルステージで心理社会的側面をどう支えるか．緩和ケア，**16**（5）：406-410（2006）．
9) Lugton J, McIntyre R, 眞嶋朋子監訳：PALLIATIVE CARE THE NURSING ROLE. 110, エルゼビア・ジャパン（2008）．
10) 沼野尚美：医療と哲学（第36回）医療における社会貢献活動　宗教家の考え　チーム医療におけるチャプレンの役割と心得．*THE LUNG-perspectives*, **20**（2）：198-201（2012）．

（岩城典子）

Ⅱ． 慢性呼吸不全とともに生きる人と家族のエンド・オブ・ライフケア

　慢性呼吸不全患者は呼吸機能の低下が進行すると，体力の低下を伴い，呼吸器症状の急性増悪を繰り返しながら終末を迎えるが，急性増悪を繰り返す過程でいつ終末を迎えるかを見通す

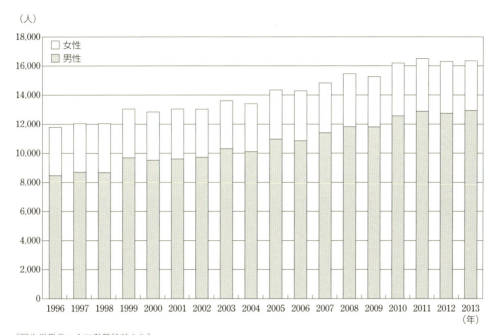

〔厚生労働省：人口動態統計より〕
図2-1-2-1　日本におけるCOPD死亡者数（1996〜2013年）

ことはむずかしい．本稿では，慢性呼吸不全患者の重症度把握，予後予測のおおよその査定ができるとされる指標を紹介し，慢性呼吸不全患者が意味のある人生を最期まで生きることを支えるケアの課題について述べる．

1. 慢性呼吸不全と原因疾患

呼吸不全は，呼吸機能障害のため室内気吸入時の動脈血酸素分圧（arterial oxygen pressure；PaO_2）が60 Torr以下となり，そのために生体が正常な機能を営むことができない状態をいう．慢性呼吸不全は，その状態が1か月以上続いた状態を指す．二酸化炭素の増加を伴わない場合をI型呼吸不全，伴うものをII型呼吸不全とよぶ[1]．呼吸不全の原因疾患は，慢性閉塞性肺疾患（chronic obstructive pulmonary disease；COPD）がもっとも多く，ついで陳旧性肺結核，そして間質性肺炎と肺がんである．厚生労働省の統計（2013年）によると，COPDの死亡順位は9位であるが，原因である喫煙者層の若年化や，女性の喫煙者が増加していること，未受診者が相当数推計されること，診断率の向上により，今後，死亡原因疾患としてCOPDによる死亡順位は確実に上がると予想されている[2]．また，男女比は男性：女性で2：1である．COPDの有病率は，年齢階級40歳代が3.1％，50歳代が5.1％であるのに対して60歳代では12.2％，70歳代で17.4％と高齢者の割合が高い[2]ことも特徴である（図2-1-2-1）．

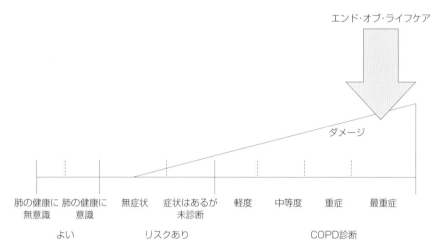

図 2-1-2-2 Moger の COPD のスペクトラム

2. 慢性呼吸不全の病状経過と予後予測

1）慢性呼吸不全の病状経過

慢性呼吸不全は，進行してくると急性増悪と回復を繰り返すようになるが，そのときの急性増悪が最期になるのかどうかの判別はむずかしく，予後は予測しづらい[3]．いつからエンド・オブ・ライフケアが必要かの線引きは，エンド・オブ・ライフケアの定義によっても異なってくる．以下に，慢性呼吸不全患者の病状経過の把握に役立ついくつかのモデルや指標を紹介する．

（1）Lynne J. の軌跡モデル[4]

Lynne らは，疾患や状態の相違による機能障害と時間的経過による支援ニーズの相違から，終末に至る軌跡には3つのパターンがあることを提示した．慢性呼吸不全は，増悪と回復を繰り返しながら徐々に機能障害が進行していく軌跡が特徴である．

（2）Moger A. の COPD のスペクトラム[5]（図 2-1-2-2）

Moger は，COPD の病状経過とケアについて，健康な時期から始まる8つの時期に分け，それぞれの時期におけるケア方略を提示した．Moger のスペクトラムでは，エンド・オブ・ライフケアは最重症ステージに位置づけられている．

第 2 部・第 1 章　病の軌跡とエンド・オブ・ライフケア　　81

表 2-1-2-1　COPD における気流閉塞の重症度分類

GOLD1（軽度）	FEV1 が予測値の 80％以上
GOLD2（中等度）	FEV1 が予測値の 50％以上 80％未満
GOLD3（重症）	FEV1 が予測値の 30％以上 50％未満
GOLD4（最重症）	FEV1 が予測値の 30％未満

（気管支拡張薬投与後 FEV1 に基づく分類）
対象：FEV1/FVC が 0.70 未満の患者

（3）GOLD のステージ分類[6]（表 2-1-2-1）

　GOLD（global initiative for chronic obstructive lung disease；慢性閉塞性肺疾患のグローバル イニシアティブ）では，呼吸機能障害の程度を示す FEV1 の程度に応じて，COPD の重症度が 分類される．

2）慢性呼吸不全の予後予測

　COPD の予後予測に活用できる指標に，BODE index と ADO index がある．BODE index は，やせ（body mass index），疾患の重症度（obstruction），呼吸困難感（dyspnea），運動耐容度 （exercise）を点数化し[7]，その点数ごとに 1〜3 年死亡率が示されている[8]．

　ADO index は，年齢（age），呼吸困難感（dyspnea），疾患の重症度（obstruction）を点数化 し，その点数ごとに 3 年死亡率が示されている[9]．

　これらの指標から，栄養状態，活動量，呼吸困難の程度と病状ステージが，予後 1〜数年単 位の予測の手がかりとなることが分かる．

3．慢性呼吸不全患者のエンド・オブ・ライフケア

1）Izumi S. らのエンド・オブ・ライフケアの定義

　Izumi らは，文献検討に基づき，エンド・オブ・ライフケアを定義した．すなわち，「診断 名，健康状態，年齢にかかわらず，差し迫った死，あるいはいつかは来る死について考える人 が，生が終わる時まで最善の生を生きることができるように支援すること」[10]である．これは，病状如何は関係なく，いつかは来る死について当事者が考えること，つまり，当事者の認識を 中心軸とする立場である．

2）慢性呼吸不全患者のエンド・オブ・ライフケアの課題

　ここでは，慢性呼吸不全の病状とその進行が本人の認識に与える影響を踏まえて，慢性呼吸 不全患者のエンド・オブ・ライフケアの課題を検討する．

　慢性呼吸器疾患の初期では自覚症状がないため，いかに本人の健康に対する意識を高めて呼 吸器疾患を予防し，健康的な生活を送っていくかが課題となる．病状の進行に伴って労作時の 呼吸困難感を自覚するようになってくるが，いよいよ酸素が 24 時間必要とされるころには，呼 吸機能の障害はもはや不可逆的に悪化していることを患者自身が知っていく．呼吸困難は，い

ままで行ってきた生活行動がままならず，自尊心を低下させる．また，もっとも人を不安にさせる死[11]を身近に感じるようになる．安定して在宅で暮らす在宅酸素療法（以下 HOT：home oxygen therapy）患者であっても，不安の高い人は否定的な将来のイメージをもっていて，その内容は死に関するものが多いのである[12]．このようなことが背景となり，患者の生活の送り方は保守的となり，外出を避けるなど，社会的に孤立していくことがある．一方で，呼吸機能の障害は，体内に取り込む酸素と使う酸素との関係で，呼吸苦の感じ方が変化するので，患者は"心臓を鍛えれば楽になるはず"と思っていたり，休めば楽になったりするので，ぎりぎりまで自分で何とかしよう，できる，と感じていることもある．

　呼吸不全の進行に伴い変化する身体状態に応じて，柔軟に自分の力や展望を再検討していくことで，いままで生きてきたなかで大切にしてきたことを無理のない形で日常のなかで反映させていけるかどうかが，その後の QOL に影響する．

　病状進行による呼吸困難の増強は，その苦しさや将来への見通しがもてないことで，生きることの意味を見いだせないでいることもある．しかし，苦痛のなかで心地よいと思える体験があることは，苦悩のなかでも意味を見いだす助けとなる．

　家族は，徐々に悪化し，あるいは孤立していく患者を，見守るしかない側面もある．変動する病状への対応による介護疲労と，いずれ訪れるであろう患者の死を不安に思いながら，患者とともに暮らしている．

　これらのことから，エンド・オブ・ライフを生きる慢性呼吸不全患者が，呼吸機能が不可逆的に進行する状況で，不安定な身体と不安な心を扱い，いままで大切にしてきたことが生活のなかに息づくように支えることで，患者自身がいまを生きる意味を感じられるよう，家族を含めて支えることが必要である．

　以上のような慢性呼吸不全患者の特徴から，慢性呼吸不全患者のエンド・オブ・ライフケアの課題を以下のように考えた．

《慢性呼吸不全患者のエンド・オブ・ライフケアの課題（筆者作成）》
・生きる意味を感じることができる心豊かな日々の生活を支えること
・慢性呼吸不全の呼吸苦の進行と生活の縮小していく過程では，生きることへの展望を見失うことがある．いままで患者が培ってきた大切なことが，安心感と自尊心が大切にされる環境で，生活のなかで形をかえて持続する日々の生活が送ることができるように支えること

3）慢性呼吸不全患者の終末に至る軌跡の局面とケアの課題（図 2-1-2-3）

　HOT は，動脈血酸素分圧 55 Torr（mmHg）以下，もしくは動脈血酸素分圧 60 Torr（mmHg）以下で睡眠時，または運動負荷時にいちじるしい低酸素血症をきたす者で医師が必要性を判断した場合に適応になる．慢性呼吸不全患者にとって在宅酸素療法は，24 時間酸素を補給する必要がある呼吸機能の低下，つまり病状の進行を意味する．慢性呼吸不全患者のエンド・オブ・ライフケアの課題は，①HOT 導入期，②在宅療養安定期，③呼吸障害急性増悪期，④最終末期の局面に分けて特徴づけることができる．局面ごとの患者の特徴と先行研究[13,14]から抜粋した

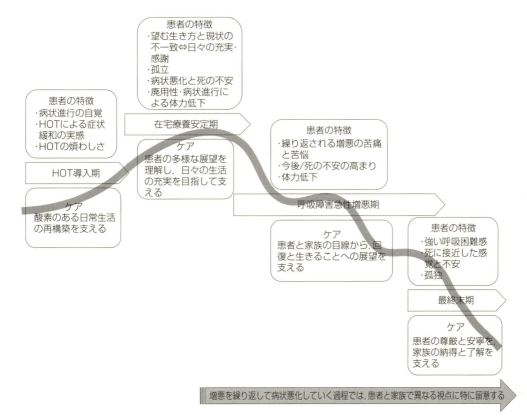

図 2-1-2-3　慢性呼吸不全患者の終末に至る軌跡の局面とエンド・オブ・ライフケアの課題

患者エピソード，ケアの留意点を紹介する．

(1) HOT導入時：酸素のある日常生活の再構築を支える

患者の特徴：慢性呼吸不全患者は呼吸苦症状とそれに伴う生活への支障を感じていることが多い．HOT導入は患者にとっても，もはや自身の呼吸機能では十分な酸素供給ができなくなったことを知る機会となる．

病状の進行は，患者に疲労感と死に対する不安を生じさせる．今後の生活や生きることへの展望がもてないでいる患者も多い．また，患者によっては，24時間酸素があれば，いままでの生活ができると描いていたのに実際には期待どおりにいかないことで不満を抱いていたり，酸素を補給し続けることは身体に悪いと思いこんでいることもある．一方で，酸素不足が緩和することで生活活動に向かうエネルギーが高められ，充実した生活を送ることへと向かっていく患者もいる．

《エピソード1》

70歳代後半男性，慢性気管支炎，肺結核後遺症，妻と2人暮らし，HOT導入目的で入院．看護師が入浴を勧めるが，一切動きたくないとベッドに静かに臥床していることが多い．

「歩けない…歩かなければいけないけれども歩けない，この6月に退院してから急速に筋肉

が落ちて急速に6キロ減ってしまったんです．痺れがあって，歩行困難で，努力しようという気持ちはあるが，身体がついてこない．食べる気持ちはあるんだけれど，1回量が食べられない…あきらめです．どうしようもない．これだけ長期間同じ症状の繰り返し，完治しないということです．もう，努力をして，いきつくところで悔いはありません．そのときそのときのいまの医学における最大限の治療をしてきたから，やるだけやって，こときれたときは家族を含めて納得と思う．いまは…自分自身…運を天に任せて．目が急に悪くなりましたし，筋肉は急に衰えて，最近，しんどいです」

患者は，在宅酸素療法導入後自宅での入浴や新聞をとりに行くことが楽にできることを実感した．1日1回は散歩に出かけ，以前に交流のあった近所の人と談笑する姿がみられるようになった．

ケアの留意点：HOTの導入により，機能障害の進行をできる限り緩徐にすること，日常生活の充実が得られることが大切である．そして，酸素とともにある患者らしい生活の再構築を家族と地域サポートにより実現するよう支援する．

患者自身が酸素とともに自分らしい生活を送るということは，患者本人が試行錯誤のなかで分かっていく過程があることに留意して，生命の危機を回避しながら患者を見守ることも大切である．

(2) 在宅療養安定期：患者の多様な展望を理解し，日々の生活の充実を目指して支える

患者の特徴：酸素療法があるから日常生活が充実すると思うこともある一方で，酸素をつけなければいけないがために，あるいは酸素を装着しているのに思い描く生活がなかなか実現できず，不満と不安を抱くなど，患者は多様な思いが交錯しながら生活している．患者自身，安定した生活を送りたいとの願いが，反して感染を恐れて人との交流をたっていく，動くと苦しくなるので動かなかった結果，廃用性の体力低下が生じる，自分らしくありたいために過去の自己像に固執している，ということもある．

《エピソード2》

70歳代後半女性，ひとり暮らし，気管支喘息，慢性気管支炎，同居していた姉が最近急逝した．

「酸素があるからありがたいって，しっかり酸素のお世話になってあちこち歩いて出かけています．これやっていると電車なんかも譲っていただいたりして，本当，ありがたいと思っています．最近，いっしょに暮らしていた姉を心臓病で亡くしたばかりで，少し不安になってしまって，心臓がコトコトいうときがあるんです．私，姉が死んでしまったら，本当にひとりになってしまって身寄りがなくて，私の残したものをもらってくれる人はいないかなって，近所でいつも私のこと気にかけてくれる人がいて，長年よくしてくれるよい人で，その人にもらっていただいて，最期のことをやってもらうのはどうかって，話が話でしょう，いつ切り出してみようかと考えているんです．こういうこと，考えておくのは大事なことでしょう？」

《エピソード3》

70歳代後半男性，夫婦2人暮らし，COPD，受診以外は自宅から外にでることはない．

「昔，私は兵隊に行っていて，身体がもともと大きくて体力があったから，何でもできた．最近兄を肺がんで亡くして，その兄が，最期すごく苦しんでいた．いまちょっと歩くだけでも苦しくて，早く，やること終わらせようとおもって，やるんだけど，どうしても苦しくて，思うように動けない，最近，筋肉も落ちてしまって，食欲も落ちてしまって，死ぬとき苦しんだ兄の顔が，最近しょっちゅう夢にでてくる」

ケアの留意点：患者の大切にしていることが無理なく日常の生活に反映されているかどうかによって，安定期での患者の生活の送り方は異なってくる．患者が願うあり方が，呼吸機能の悪化を進め，悪循環をきたすこともあるので注意する．患者の懸念や心配事，患者が生活で優先している事柄は，なぜ患者にとってそうなのかを理解して，それがどのように日常のなかで反映されることがよいのかを，患者とともに根気よく生活の方向性を探り，生活の充実に向けて支援していくことが大切である．

(3) 呼吸障害急性増悪期：患者と家族の目線から，回復と生きることへの展望を支える

患者の特徴：呼吸機能障害の急性増悪時には，集中的に治療が必要となるために，患者は入院生活を送ることになる．症状が強いときの患者の目線は苦しい状態からの脱却にある．そして，呼吸状態が回復しても，以前の状態までは回復しないことに患者は気づく．急性増悪が繰り返されると，本人も家族も，いつ死が訪れるか分からないという“感じ”が迫ってくる．急性増悪した状態から回復し退院を目前にして，患者は再び状態が悪化し入退院を繰り返すことへの不安が高まり，退院に消極的になることもある．

家族は，患者が状態悪化しているときには，なにかあったとき（死別時）の対応について懸念するなど，患者の目線と異なっていることもある．

《エピソード4》

70歳代後半男性，気管支拡張症，夫婦2人暮らし，子どもはいない．CO_2ナルコーシスでここ1年は，数回の入退院を繰り返している．

「今回，私は入院のとき，いつ意識がなくなってしまったのか，分からなかったです．妻が救急車で私を病院に連れてきてくれたんです．…悪くなったりよくなったりの繰り返し…いったいいつまで続くのか，今回これでまた退院してもすぐ入院してくるようじゃあ…，もう，自分の身体なのに自分では，もう分からなくなってしまっているんです，本当に妻に申し訳ない…，何のために生きているのか，いつまでこれが続くのか…，苦しくても，人として，自分で命，絶つわけにはいかないから」

ケアの留意点：生命の危機の回避，廃用予防や機能障害を予防し，できる限りの回復を患者の目線と家族の目線を理解しながら支援する．患者と家族の目線がいま，どこにあるかを理解しながら，その思いに沿いつつ，懸念に思うことはなにかを具体的に把握しながら，患者自身が自分に起きていることの状況に納得でき，地域や自宅で再び生活していくことを支える．今後の治療や療養の場など，患者の意向や思いが，たとえ療養の場が異なっていてもつながるように，ケア連携が特に重要となる時期でもある．

（4）最終末期：患者の尊厳と安寧を，家族の納得と了解を支える

患者の特徴：患者の呼吸状態は悪化し，日常生活の自立はむずかしい．患者も家族も死が近いことの予感を，いままでよりも強く感じている．強い呼吸困難の症状緩和のために，患者や家族の希望によって鎮静薬の投与を行うこともあるが，意識のレベルが乏しいようにみえたとしても，たとえ，深い眠りに入っているようにみえたとしても，患者はさまざまなことを感じとっているといわれる．

《エピソード5》

70歳代後半男性，在宅酸素療法，慢性呼吸不全，陳旧性肺結核，肺がん，慢性呼吸不全の急性増悪で入院中．呼吸状態に改善みられず，ベンチュリーマスク着用．呼吸困難感があるためファウラー位で，目を閉じていることがほとんどである．日常生活は全介助．1か月後に死亡された．

「いまの私の境地や心境は，家族や医療者とは決定的に相違があって，治療や病期を含めて私の生きる道の見極めで，誤りなんです．いまいる場所は自由がきかず，自分はまわりに迷惑かける病人だから，迷惑かけないように'居よう'と思う．酸素は邪魔だし，余病が怖いと思う新たな内服処方は，必要だ，といわれれば仕方ないか，と妥協せざるを得ない．けれども，日々体調は異なっていて，たんの観察，酸素流量の加減をみて，器具や酸素流量を自在に使い分けて工夫をしてはさじ加減を向上させる．失敗すれば耐えるだけ．結局のところ，だれでもどこにいても行きつくさきはひとつ（死）であるから，行き先はみえているから，もはやじたばたしても仕方なく，穏やかに前進するのみ…」

ケアの留意点：自立した生活が縮小し，死期を悟った患者の生きることの展望は，ケア提供者の想像を超えると踏まえることが重要である．看護者は，五感を澄まし，尊厳のある存在として患者を理解し，最期まで安寧でいられるように，必要なケアを探求することが重要である．家族には，患者の反応を伝えるなどにより，家族が患者との相互作用が可能となるよう，変化する患者と家族の間を橋渡しして，家族が納得と了解を得られるように関わることが大切である．

4．まとめ

慢性疾患をもつ人は，状態が悪化すれば集中的な治療を受け，回復すれば在宅に帰っていく．医療者とは，長年の治療関係を築いているので，医療者がエンド・オブ・ライフケアへの意識を切り替えることがむずかしいともいわれている[15]．急性増悪が繰り返される局面では，入院と在宅ケアの場を移行する．療養の場が変わっても患者が生きることへの展望をもち，状態が変化していく患者に無理なく遅すぎないタイミングで，患者と家族の意向が日常生活に反映されるよう，切れ目ない質の高いケアの工夫とケア体制の構築が必要である．

【第1章Ⅱ．文献】
1）日本呼吸器学会：慢性呼吸不全（http://www.jrs.or.jp/home/modules/citizen/index.php?content_id=37，

2013.12.30).

2) 一般社団法人 GOLD 日本委員会 COPD 情報サイト：COPD に関する統計資料（http://www.gold-jac.jp/copd_facts_in_japan/,2015.2.13).

3) 西川満則，中島一光，三浦久幸：呼吸器疾患の緩和ケア．（平原佐斗司編）チャレンジ！非がん疾患の緩和ケア，145-153，南山堂，東京（2011）.

4) Lynn J, Adamson DM：Living well at end of life：adapting health care to serious chronic illness in old age. 8, RAND Health WHITE PAPER, Arlington（2003）.

5) Moger A：National Strategy for COPD. NHS（http://www.nursinginpractice.com/editorial/attachment.asp?aaid = 459,2015.5.5).

6) GOLD 日本委員会監：GOLD2011 日本語版；慢性閉塞性肺疾患の診断，治療，予防に関するグローバルストラテジー 2011 年改訂版（http://www.goldcopd.org/uploads/users/files/GOLDReport2011_Japa-nese.pdf,2014.1.6).

7) Mahler DA, Wells CK：Evaluation of clinical method for rating dyspnea. *Chest*, **93**：580-586（1988）.

8) Celti BR, Cote CG, Marin JM, et al.：The body-mass index, airflow obstruction, dyspnea, and exercise capacity index in chronic obstructive pulmonary disease. *N Engl J Med*, **350**（10）：1005-1012（2004）.

9) Puhan MA, Gercia-aymerich J, et al.：Expansion of the prognostic assessment of patients with chronic obstructive pulmonary disease：the updated BODE index and the ADO index. *Lancet*, **374**（9691）：704-711（2009）.

10) Izumi S, Nagae H, Sakurai C, et al.：Defining end-of-life care from perspectives of nursing ethics. *Nursing Ethics*, **19**（5）：608-618（2012）.

11) ロロメイ（小野泰博，小野和哉訳）：失われし自己を求めて．35，誠信書房，東京（1970）.

12) 谷本真理子，正木治恵，野口美和子：在宅酸素療法患者の不安について；STAI と SCT を用いて．日本看護学会誌，**2**（1）：14-20（1993）.

13) 谷本真理子：慢性病下降期を生きる人々のセルフケアの意味に着目して支援する看護援助，2004 年度千葉大学大学院看護学研究科博士論文（2004）.

14) 谷本真理子：エンドオブライフを生きる下降期慢性疾患患者のセルフケアのありよう：ケアを導く患者理解の視点抽出の試み，千葉看護学会誌，**18**（2）：9-16（2012）.

15) Fitzsimons D, Mullan D, Wilson JS, et al.：The challenge of patients' unmet palliative care needs in the final stages of chronic illness. *Palliative Medicine*, **21**：313-322（2007）.

【第 1 章Ⅱ．参考文献】
　一般社団法人日本呼吸器学会 COPD ガイドライン第 4 版作成委員会編：COPD（慢性閉塞性肺疾患）の診断と治療のためのガイドライン．第 4 版，6，メディカルレビュー，大阪（2013）.

（谷本真理子）

Ⅲ．慢性腎不全とともに生きる人と家族の エンド・オブ・ライフケア

わが国の新規透析導入患者の平均年齢は 68.4 歳に到達し（2012 年末）[1]，年々高齢化が進ん

表 2-1-3-1　慢性腎不全の臨床症状

皮膚・粘膜症状	皮膚掻痒感，色素沈着，紫斑など
中枢神経症状	意識障害，睡眠障害，傾眠傾向，記銘力障害，精神症状など
末梢神経症状	脱力，しびれ，いらいら感など
呼吸器症状	呼吸困難，胸水貯留，尿毒症性肺など
循環器症状	心不全，高血圧，不整脈，心外膜炎，心筋症など
消化器症状	悪心，嘔吐，食欲低下，味覚異常など
血液，凝固異常	腎性貧血，出血傾向など
骨・関節症状	腎性骨異栄養症，関節痛，骨痛など
電解質異常	高 K 血症，低 Na 血症，低 Ca 血症，高 P 血症など
酸塩基平衡異常	代謝性アシドーシス
眼症状	尿毒症性網膜症，網膜剥離など

でいるため，本稿では，慢性腎臓病のある人の慢性腎不全に対する支援と，エンド・オブ・ライフの終末期に生じる慢性腎不全者の苦痛の特徴と支援の 2 点について着眼し解説する．

1. 慢性腎不全に対する支援

慢性腎臓病（chronic kidney disease；CKD）とは，タンパク尿をはじめ，尿異常，画像診断，血液，病理での腎障害，もしくは糸球体濾過量（glomerular filtration rate；GFR）が 60 ml/分/1.73 m^2 未満の腎機能低下のいずれかまたは両方が 3 か月以上持続するもの[2]と定義される．

慢性腎不全は，糸球体疾患，尿細管間質疾患，血管病変，腫瘍，先天性疾患などの原疾患が何であれ，数か月～数年，ゆっくりと腎機能の低下が進行し，不可逆的に進行性にネフロン数が減少する状態である．慢性腎不全には，保存期と CKD のステージ分類による慢性腎臓病の末期状態（末期腎不全；end stage kidney disease；ESKD）があり，後者は GFR が 15 ml/分/1.73 m^2 未満である[1]．末期腎不全の状態では，尿毒症症状を認めるようになり，腎代替療法が必要となる．

1）慢性腎不全の臨床症状

体液調節機能の破綻や尿毒症物質の蓄積による症状以外に表 2-1-3-1 の症状[3]が出現する．

2）慢性腎不全（末期腎不全）に対する治療法の種類と特徴

現在，進行した腎不全に対しては 3 つの治療法がある．

①腎移植：他人から腎臓をもらい体内に埋め込む方法

②血液透析（hemo-dialysis；HD）：血管シャントをつくり，血液フィルターのついた機械（ダイアライザー）に通して老廃物を濾過し体内にもどす方法

③腹膜透析（peritoneal dialysis；PD）：半透膜の原理を用いて自分の腹膜を使って老廃物や水分の除去を行う方法．PD のなかでも在宅で持続的に行う方法が，連続携行式腹膜透析（continuous ambulatory peritoneal dialysis；CAPD）である．

3つの治療法でADLやQOLの点からもっともよいものは①腎移植であるが，ドナー（提供者）の絶対的不足は深刻であり，日和見感染症の発症，拒絶反応の致命的な問題もある．また②HDは，機械のなかを通過する分の血液が一時期に失われるため，血圧の低下や体内での電解質の不均衡を起こす合併症が起こりやすいため，透析専門の医療機関で週に3回程度通い，1回に4〜5時間かけて行う方法である．半永久的に継続できる一方，普段の生活内での食事中のタンパク質，カリウム，塩分，リン，水分制限を行う必要がある．③CAPDの最大の利点は，血行動態の急激な変化がないため，腎機能が温存されやすい点と通院回数が少ないことである．しかし残存腎機能が廃絶するとPDだけでは透析不足となる点と，腹膜そのものの劣化があるため10年程度しか継続できないという限界がある．

3）在宅での管理と支援方法

（1）HDの場合

療養者が内シャントの管理，食事管理，服薬管理，日常生活の管理を適切に自己管理できているか，また家族の協力を得られているかを確認する．

a）内シャントの管理：シャント部位の痛みや発赤などの症状がないかを毎日観察する．よく手洗いを行い，爪を清潔にして，シャント部を掻かないようにする．透析日には入浴を避けるなどの感染予防に努める．シャントのある腕で重い荷物をもたない，長時間腕を圧迫したり，曲げたりしないようにシャントの閉塞予防に努める．

b）食事の管理：基本は，長期的な管理が必要なため，飽きずに疲れないように工夫が必要である．タンパク質摂取量は，標準体重あたり1.2 g/kg前後を維持する．エネルギー摂取量は，タンパク異化による老廃物の増加を予防するために標準体重あたり35 kcal/kg/日が望ましい．水分，ナトリウムは水分摂取量の基本は，尿量プラス500 mlである．ナトリウムは7.0 g/日以下に制限する．具体的には体重の増加率5%以内（中2日）を目標にする．カリウムやリンでは，カリウムの多い果物の摂取量を控えるようにする．

c）服薬管理：血圧管理のための薬，ビタミンD製剤，リン吸収薬などの多種類の薬を飲まなくてはならないため，指示された薬の目的や正しい服用方法が理解できるように指導し，定期的に服薬状況を確認するようにする．腎不全では薬の代謝が異なり，副作用が出やすいため，安易に市販薬や漢方薬などの自己判断で服用しないように指導する．

d）日常生活の管理：適度な運動を行い，休息は十分にとるように指導する．体調が変化した場合や，シャントが閉塞した場合，出血，高血圧，低血圧，発熱などの場合には，病院（透析クリニック）に連絡して指示を受けるようにする．

（2）CAPDの場合

a）CAPDの自己管理：バック交換時の個室環境と手順が適切に行われているかを確認する．カテーテル出口部の皮膚の状態を良好に保つように消毒方法等のカテーテルケアを行い，感染予防のために手洗いや皮膚を清潔に保つようにする．入浴時の注意事項も気をつけているかを確認する．CAPDを実施している際のトラブル（透析管理不良による合併症，カテーテル関連

並びに感染症，その他の症状がある場合には，病院（透析クリニック）へ連絡するように指導する．また器材異常（透析液の外袋への漏れ，透析液の外袋の破損，透析液の交換部分のキャップはずれ，キャップのイソジンの乾燥等）は器材が不潔であると考え破棄するように指導する．

　b）食事療法：エネルギーは 29〜34 kcal/kg 体重/日，タンパク質 1.1〜1.3 g/kg 体重/日，ナトリウム CAPD 除水量（*l*）×7.5 g/日，食事外水分量 CAPD 除水量と同量で，残腎尿量を加える．カリウム 2.0〜2.5 g/日，リン 700 mg/日，カルシウム 600 mg/日とする．

　c）運動：腹圧が強くかかったり，カテーテル・トンネル部をこするような運動は避ける．運動後は汗で汚れた身体をシャワー等で清潔にして，カテーテル出口部の皮膚ケアを行う．水泳等は感染の可能性も高いので医師と相談のうえで行う．

　d）旅行等：医師へ日程や行先，必要な透析液・器材等について相談し，旅行先の医療機関と連絡が取れるように体制をつくる．また公共機関や公共交通機関でのバッグ交換での情報を事前に集められるように指導する．

　e）定期的な外来受診や訪問看護でのフォローアップ：定期的な外来では，チューブの交換や腹膜機能の検査を行う．不安がある場合は外来または訪問看護師へ連絡し相談に応じるようにする．腹膜炎や心不全等の緊急時には，至急外来受診を勧める．

4）透析不足への対応

　残存腎機能の減少や腹膜劣化に伴い，透析不足となるため，腎機能検査結果を基に医師の指示に従う．自動腹膜還流（automated peritoneal dialysis；APD）の対応となる場合もある．

2．終末期における慢性腎不全患者の苦痛の特徴と支援

　治癒を目的とした治療に反応しなくなった疾患をもつ療養者に対して行われる積極的で全人的な医療ケアを緩和ケア（パリアティブケア）という．痛みやそれ以外の諸症状の身体的苦痛，心理的苦痛，社会的苦痛，スピリチュアルな苦痛の解決に多職種によるアプローチで努めることが求められる．

　特に終末期の慢性腎不全者にとっては，身体的苦痛，心理的苦痛，スピリチュアルな苦痛が大きく，さらに倫理的な問題が生じている．

1）身体的苦痛

　腎不全者の終末期の病態は，心不全，感染症，脳血管障害が多い．心不全は，心機能低下と透析困難から引き起こされる溢水状態と胸水貯留からである．感染症は，肺感染症による発熱・倦怠感・呼吸困難，敗血症による発熱・倦怠感・血圧低下である．脳血管障害では意識障害が生じる．このように多様で重度の身体的苦痛を感じる状況にある．

　また透析療法中には合併症を起こすリスクは高く，血圧変動や心機能の低下や重篤な腹膜炎の併発が生じることによって，透析を中断せざるを得なくなり，これは死へ直結する．

これらへの身体症状への支援は，苦痛の軽減を目的とした対症療法が中心である．

2）心理的苦痛

病状が悪化するにつれて，痛みや苦しみが増してくるのではないかという不安や死に対する通常の反応から不安や抑うつ状態になる場合がある．血液透析者の約40％にうつ状態があるとの報告[4]がある．

3）スピリチュアルな苦痛

腎不全者は，慢性腎臓病と診断を受けたときから，心理的苦痛を感じ，徐々に非可逆的に腎機能が低下していくプロセスをたどるため，常に残された時間と自分の人生の意味や目的，価値観の喪失が生じる．死後の自分の存在に対する不安を生じたり，ときには自責の念を覚えて和解や許しを求めることもある．

3．慢性腎不全における終末期の倫理的な問題

現在の透析治療は，透析導入患者の平均年齢が65歳を超え，さらに糖尿病性腎症や腎硬化症などの血管合併症をもつ患者の血液透析導入者が増え，社会復帰を目指す救命医療から延命治療という要素が強くなってきており，終末期における透析医療のあり方が検討されてきた．血液透析は，循環動態に負荷を与える行為であり，重篤な心血管合併症のある患者の場合は危険性も高まる．血液透析，腹膜透析，腎移植というそれぞれの治療法が医学的進歩を遂げており，各治療法の特性を認識したうえで最大限のメリットを受けることができるように治療開始時期の設定が求められている．また長期的に行われる血液透析についての非開始や継続中止という対応について臨床現場でも課題が多く起きている．さらに，血液透析治療は医師1人しかいない診療所等で行われることが多く，倫理委員会の設置等は現実的には困難であるため，患者は，自分の人生の最期をどのように迎えたいのかということについて，本人だけでなく家族や医療者間で合意がされていないこともある．

4．腎不全保存期から終末期までの自己の意思決定支援へのアプローチ

終末期における血液透析の導入に際しては，2013年に日本透析医学会による「維持血液透析ガイドライン：血液透析の導入」[5]が作成された．このガイドラインは，末期慢性腎不全による血液透析を導入される患者を対象としたものである．①透析導入期における腎機能の評価法，②透析導入前の診療期間，③透析導入の準備，④血液透析導入のタイミング，⑤透析導入後の注意点，⑥小児の慢性血液透析導入の6つの内容について計13のステートメントによって推奨度とエビデンスの質評価がされており，維持血液透析導入の際の指針として重要である．

また，2014年日本透析医学会による「維持血液透析の開始と継続に関する意思決定プロセス

についての提言」6)では，①患者への適切な情報提供と患者が自己決定を行う際の支援，②自己決定の尊重，③同意書の取得，④維持血液透析の見合わせを検討する状況，⑤維持血液透析見合わせ後のケア計画の5提言があり，腎不全保存期から透析導入期を経て，さらに終末期の臨床現場での倫理的課題に対するあり方の指針がまとめられた．

　このように慢性腎不全の保存期から，血液透析に移行することや自己の死に関して自己決定できるような情報提供と自己の意思決定の思考過程を医療チームで支えるケアが求められる．具体的には，血液透析治療の開始の診断時期と，血液透析治療後の合併症等による心身の増悪時期において，その必要性が高い．

　まず末期慢性腎不全による尿毒症の症状がみられ血液透析治療の開始が診断された時期は，透析治療によって一時的に死から回避する状況と延命治療としての透析治療の開始を拒否する葛藤が生じる．尿毒症症状によって呼吸困難や吐き気などがある場合では正しい意思決定が困難となることから，この段階の少し前の自覚症状がコントロールできる時期に，自分の価値や生活スタイルに適した治療法の選択ができるように支援する必要がある．また長期間の厳しい食事制限を継続してきた患者や家族にとっては，血液透析の治療が，自尊心や自己の存在が失われるなどの喪失感をもちやすく，死と直接向き合わざるを得ない状況となる．こうした患者と家族が長期間にわたり腎不全と向き合いさまざまな局面を乗り越えてきた軌跡を含めて，さらに透析治療を受容していく過程に対して，医療者らは患者や家族に寄り添った関わりが必要である．一方，延命治療としての血液透析治療の導入を望まない場合においても，家族を含めた医療チームで患者の意思を尊重しつつ，予想される症状や苦痛のマネジメント方法なども提示し，適切な療養環境を調整する必要がある．また，血液透析治療の導入期には，不均衡症候群などの苦痛や不快な症状が予測されるため，今後の継続治療の妨げにならないように症状を軽減するため，緩徐な体外循環にする工夫が必要である．

　このように現状を受容し透析治療を受けながら生きるという新しい価値観と生活の再構築が必要となり，患者自身が家族などの信頼できる人からの承認を得られるように支援することが重要である．

　次に，血液治療を長期継続中に，合併症によって関節痛やしびれ等が生じADLの低下など心身状態が増悪する場合，特に身体の疼痛は透析治療の中断を希望する理由となるため，透析治療に伴う身体の疼痛などの苦痛を改善する必要がある．循環動態への影響が最小限となるように緩徐な透析治療の検討が必要となる場合がある．医療者は，これまでの長期間の透析生活にどのように適応してきたのか，そのときの思いや価値観を受け止めながら，患者のQOLを見いだせるように関わることが求められる．さらに患者が「死を迎える瞬間までどのように生きたい」と考えているのかなど，患者が望む終末期の考え方やすごし方，最期の迎え方の具体的な希望，そして家族の意向を含めて，家族・医療チームとともに確認し，共有できる場を設定し，患者やその家族が安心して意思決定できるように支援することが求められる．一度意思決定しても，患者や家族の揺れ動く気持ちに寄り添いながら，透析治療が再開できることも保証できるようにすることが重要である．

第2部・第1章　病の軌跡とエンド・オブ・ライフケア　　93

【第1章Ⅲ．文献】
1) 日本透析医学会：わが国の慢性透析療法の現況. 2012年12月31日.
2) 日本腎臓学会編：エビデンスに基づくCKD診療ガイドライン2013.13, 東京医学社, 東京 (2013).
3) 在宅医療テキスト編集委員会：在宅医療テキスト. 120, 在宅医療助成 勇美記念財団 (2009).
4) 佐田憲映, 福原俊一：維持透析患者の「うつ」に関する国際比較. 臨床透析, **24** (10)：1377-1384 (2008).
5) 日本透析医学会：維持血液透析ガイドライン：血液透析導入. 日本透析医学会雑誌, **46** (12)：1107-1156 (2013).
6) 日本透析医学会血液透析療法ガイドライン作成ワーキンググループ, 透析非導入と継続中止を検討するサブグループ：維持血液透析の開始と継続に関する意思決定プロセスについての提言. 日本透析医学会雑誌, **47** (5)：269-285 (2014).

【第1章Ⅲ．参考文献】
原　茂子, 宗村美江子編：最新CKD実践ガイド　慢性腎臓病の理解とケア. 学研研究社, 東京(2008).
キューブラKK, ベリーPH, ハイドリッヒDE：エンドオブ・ライフケア：終末期の臨床指針. (鳥羽研二監訳) 141-149, 医学書院, 東京 (2004).
宮崎歌代子, 鹿渡登史子編：在宅療養指導とナーシングケア；退院から在宅まで　3在宅自己腹膜還流 人工膀胱・人工肛門. 1-77, 医歯薬出版, 東京 (2002).
長江弘子編：4) 腎不全とともに生きる人と家族へのエンド・オブ・ライフケア, 看護実践にいかすエンド・オブ・ライフケア. 125-131, 日本看護協会出版会, 東京 (2014).
日本腎不全看護学会編：腎不全看護. 医学書院, 東京 (2012).
日本透析医学会：維持血液透析ガイドライン：血液透析処方. 日本透析医学会雑誌, **46** (7)：587-632 (2013).
小野寺綾子, 陣田泰子編：新看護観察のキーポイントシリーズ, 成人内科Ⅲ. 347-380, 中央法規出版, 東京 (2011).
佐藤エキ子監：写真でわかる透析看護. 57-60, 101-107, インターメディカ, 東京 (2008).
鈴木久美, 野沢明子, 森　一恵編：成人看護学　慢性期看護：病気とともに生活する人を支える. 352-363, 南江堂, 東京 (2010).
富野康日己, 櫻井美鈴編：腎臓行の治療と看護. 253-307, 南江堂, 東京 (2000).

（梶井文子）

Ⅳ. 脳卒中後遺症とともに生きる人と家族のエンド・オブ・ライフケア

1. 脳卒中後遺症とともに生きる人の特徴, 介護する家族の特徴

　脳卒中後遺症はさまざまな生活行為に支障をきたす障害である. 脳卒中は初発による死亡のほとんどが1か月以内に集中しており, 遅くとも1年以内である. 1年から10年間の間の死亡

原因は，心血管系疾患，脳卒中再発で半数以上を占めるといわれる．再発作のリスクも高く，初発から5年での脳卒中再発は動脈硬化性脳卒中（40%），心原性の塞栓症（32%），ラクナ梗塞（25%），原因不明（33%）という報告[1]もある．

　筆者らの研究においても脳卒中後遺症や合併症の管理，再発作予防の健康管理という行為は，脳卒中を患った療養者にとってもっとも困難な行為であった[2~4]．脳卒中後遺症とともに生きることは，こうしたリスクを管理しながら，常に機能レベルの維持・改善のためのリハビリを継続する必要がある．家族は少しでもよくなってほしいと願うあまり，気づかない間に療養者に対するリハビリの許容範囲を超えて負荷をかけて，その結果，再発作の引き金となる場合がある．また再発作を恐れるあまり体動を制限して体重増加となり，結果として活動範囲が縮小し機能低下を招くこともある．脳卒中後遺症とともに生きることは，療養者にとってもそれを支える家族介護者（以下，介護者）にとっても毎日の基本的な動作，行為の場面でさまざまな困難に直面する．

　また脳卒中後の嚥下障害の発生率も高い．特に脳幹の梗塞は高頻度に嚥下障害を起こす．基底核では睡眠時の誤嚥性肺炎を頻回に起こす．こうした在宅療養の経過をたどる過程で場合によっては経管栄養（胃ろう造設も含む）を行うなどの処置が施され，療養者は口から食べるという行為を失うこともある．

　療養者の「食べる」「トイレにいく」「身だしなみ」「移動する」などの基本的な日常生活動作は，介護者にとって機能回復の経過が視覚的に把握しやすい．療養者の機能障害が重度であっても一度介護方法が獲得できれば，介護者は公的サービスをうまく活用しながら，日々繰り返される介護生活を徐々に安定した状態へと変えていくことが可能となる[5]．療養者/介護者の毎日の生活には「生活行為」を支えるリハビリテーションの活動があり，療養者/介護者は一心同体で生活していることに大きな特徴がある．

　療養者/介護者の生活の再構築に向けた支援は，急性期，回復期を経て，退院移行期のリスクの高い時期を乗り越えることがもっとも重要であり，療養者/介護者は「生活行為」の再獲得に向け一心同体となって毎日の生活を送っている場合が多い．療養者の「生活行為」を支援することは，WHO（World Health Organization；世界保健機関）の障害の新分類でいう「参加」の制限をできるだけ少なくしていくことに重点がおかれている[6]．

　本稿のテーマである「脳卒中後遺症とともに生きる人と家族のエンド・オブ・ライフケア」を考えるうえにおいても，この「生活行為」という視点から支援する必要性は一貫して変わらない．それほど彼らにとって「生活行為」という概念の意味するところは深い．しかしながら，急性期，回復期で「生活行為」を再獲得していく過程と，そのあとに続く，いわゆる維持期の「生活行為」の広がりと意味は変化してくるように思われる．

　本稿では，一度失った機能を再度回復させ，生活行為を再獲得した療養者が自分の生活にもう一度意味を見いだし，趣味活動や旅行に出かけるなど自分らしく社会と関わりすごした人生の時間を尊厳をもって最期を迎えることに，「生活行為」という観点から在宅ケアの支援について述べる．そして脳卒中後遺症とともに生きる人と，人生の多くの時間をいっしょにすごす家

族への支援について述べる.

2. 療養者/介護者の「生活ケア」を支援するリハビリテーション活動

　脳卒中後遺症とともに生きる人と家族のエンド・オブ・ライフケアを考えることは，生活行為，生活動作，運動という人間活動の階層性[7,8]の意味を再度，見つめることである．起きること，座ること，外に出ることといった普段の生活を支える基本の動作・行為に対してもう一度，基本的でありながら，新たな認識で取り組むことが必要となってくる．急性期，回復期で取り組んだこれらの基本行為のケアを「生活ケア」という視点で改めて見つめ直すことがエンド・オブ・ライフケア，すなわち「生活そのもの」が「生きる」ことであり，「食べる」「歯を磨く」「トイレにいく」などの日常繰り返してきた基本的な生活行為が保障されることである．

　地域リハビリテーションの分野では，大田が提唱した「終末期リハビリテーション」という概念のなかで「維持期」を「生活期」とし，さらにその生活期のなかに「終末期」を位置づけ，「生活期・終末期」という新たな視点を示した[9].　この考え方は，エンド・オブ・ライフケアに相応する考え方であると思われる．

　「生活行為」は多くの人間にとって共通した現象として改めて問い直す必然性を認めにくい概念である．自分が生活している基盤からものを考え，判断し，意見することに抵抗を感じない．しかし，そのごく当たり前のその行為に障害を生じた世界に療養者は生きている．また介護者も毎日の介護をするなかでその世界を感じている．介護者が試行錯誤で見つけだす対処方法の多くが工夫に満ちたものであるのは，療養者と共有する時空間が濃密であることが大きな理由のひとつであろう．

　筆者らの研究では，障害者/介護者の困難が生じる場面を9つの「生活行為」として抽出した[3].　「起きる」「座る」「食べる」「トイレにいく」「風呂に入る」「身だしなみ」「楽しみをもつ」「会話する」「健康管理」である．これら生活行為のなかでも，特に「起きる」「座る」（姿勢変化）と「食べる」行為の再獲得は他の行為の再獲得に大きく連動することが分かっている．その援助は，療養者の「できないことの代行」ではなく，「どうすればできるようになるか」の対策を考え，療養者/介護者がともに方法を選ぶことが重要となる．

　「生活期・終末期」は，療養者は身体を自分の意志で動かすこと，他者に自分の気持ちを伝えること，呼吸の安楽を得ることが徐々にできなくなり，他者の手を借りなければ寝返りもできなくなる状態になっていく．

　生活行為を支える1つひとつの基本動作とそれらの動作の運動機能を可能な限り維持することは，急性期や回復期のリハビリと同様に重要である．最期まで人間として尊厳ある存在を保障するため，療養者/介護者の生活ケアを支援するリハビリテーション活動を図示した（図2-1-4-1).

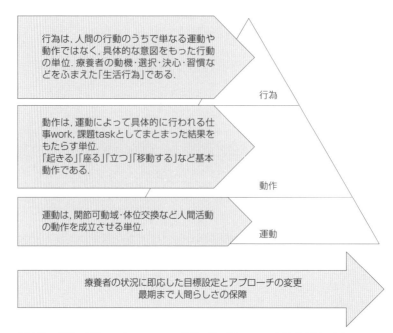

〔中村隆一編著:入門リハビリテーション概論.第2版,38-39,医歯薬出版,東京,1996.長谷川幹編著:発症部位別にみた脳卒中者のリハビリテーション;入院から地域連携まで.第2版,5,日本醫事新報社,東京,1995.大田仁史:終末期リハビリテーション;リハビリテーション医療と福祉との接点を求めて.第2版,57,79,荘道社,東京,2004を基に作成〕

図2-1-4-1　「生活動作」を「生活行為」として総合的にみていく支援と家族ケア

3．エンド・オブ・ライフケアにおける基本的ケア

1）「活動」の制限のアセスメントと「生活行為」への支援

　1つ目のポイントは,疾患や障害によって療養者の生活活動は,国際生活機能分類でいう「活動」の制限がどこに生じているのか,なにができていて,なにができていないのかを正確に見極めることである.「できる動作・できる行為」を促し,ADLにつなげていく必要がある.

　こうした活動の制限がどこに生じているかをアセスメントし判断するとき,人間の生活活動を運動行動の階層性から考えるとわかりやすい.人間活動を成立させている運動行動は,運動（movement）,動作（motion）そして行為（action）という3側面に区分される[10,11].たとえば,寝巻きを着替えて食卓で食事をしたいという「生活行為」を保障することは,服に着替えるという動作とその動作を成立させる上肢の関節可動域の運動機能を維持することにつながる.単なる関節可動域訓練ではなく,「しているADL」が運動機能を維持・改善するという点を忘れないようにしたい.

2）支援のタイミングと支援方法

　2つ目のポイントは,療養者の病状が刻々と変化するので,療養者の状況に即応した目標設

定とアプローチの変更が必要となる.

　人間活動の原則として，使わないと起こる心身の機能低下は臥床した状態が続くことで，心肺機能の低下，筋力低下や関節拘縮，咀嚼・嚥下・消化機能の障害，低栄養，脱水，骨粗鬆，認知症やうつ病といった精神機能の低下など，さまざまな症状を引き起こす[12].

　（1）寝ている時間を減らし，よい姿勢を保つことはすべての動作を支える基本的ケア

　廃用症候群は長期間にわたる安静，不作為による寝かせきりが原因で起こる2次障害であることから，その予防には，寝ている時間を減らして，できるだけ座ったり立ったりすることが大切となる．座る場合は足を下げて，足の裏がしっかり床に着くように座らせることがポイントとなる．一定時間座ったらベッドの手すりにつかまって，しっかり両足を床につけて，背中の筋肉を伸ばした姿勢で座る機会もつくる．また，緊張をゆるめてリラックスさせることも血圧の急激な変化を予防する．毎日の生活のなかで，無理のない姿勢をとる時間も大切である．

　このような姿勢を保つためのケアは，食事は食卓でとりたい等の療養者の動機・意図・決心などを踏まえた「行為」を支援するケアとして毎日の生活にうまく取り入れることがポイントである．つまり，療養者の「行為」を支援するために「起きる」「座る」「立つ」「移動する」といった基本動作を成立させるための関節可動域訓練や筋力低下を予防するリハビリを行うのだという意識を療養者/家族，そして支援者らがともに共有していることが重要である．「行為」を拡大していく方向を目指す急性期，回復期のリハビリテーションと比べ，一見，反対方向に見誤りがちであるが，縮小されつつある療養者の「行為」をその日その日，最大限維持するためのリハビリテーションであるというとらえ方である．

　この考え方は，緩和的リハビリテーションの基本でもある．最期の時間をすごしている療養者のからだは，家族や親しい人々と視線を合わせる姿勢に変わることで気持ちが変わる，心が外へ向かう．不自由な体であっても最期まで人と関わりをもつ力を大切にする支援を忘れてはならない．

　（2）不動による苦痛に対するリラクゼーションと呼吸の安楽に対するケア

　長い療養生活を送るなかで，療養者は自力で体位を変えることもできなくなってくる．寝返りをうつことも他人の手を借りなければならない状態は，療養者の呼吸にも負担をかける．在宅で療養者が長時間，同じ姿勢で動かずにいることは，たとえ意識がない場合においても苦痛に耐えている姿勢であるといわれる[9].その療養者の状態にあった体位の変換はその人の呼吸を楽にする．自力で体位を変えることができない療養者は肺炎を起こしやすいため，喀痰を容易にする肺理学療法は在宅療養生活を送る人にとって有効なケアである．

　さらに感覚器である皮膚の清潔を保つためのケアも重要である．皮膚という感覚器をとおして皮膚感覚を刺激することは，不動による苦痛を和らげ，心地よさを引き出す有効な方法である．皮膚刺激から起きる脳への影響は，療養者が意識的に呼吸をコントロールすることにつながる．「快」の皮膚刺激は副交感刺激を優位にさせ，深い，ゆったりとした呼吸を促すリラクゼーション効果が期待できる．

　これまでのように外出することが困難になっても気分転換や気持ちをすっきりさせる等のか

らだの心地よさをとおして，療養者の心を解放するような，外へ向かわせる行為には，熟練者による清拭，マッサージのケアは有効である．このような「楽しみをもつ」「会話する」などの行為を成立させるためにも一定の関節の可動域が保たれている必要がある．たとえ自ら更衣ができなくてもできるだけ関節を受動的に動かせる範囲を拡大しておくことが重要であることが分かる．

（3）口から「食べる」行為を支えるケア

在宅療養中の緊急入院でいちばん多い原因が肺炎（誤嚥性肺炎）である．嚥下障害が重度で経口摂取が困難な場合には，胃ろう（percutaneous endoscopic gastrostomy；PEG）造設のほかに経鼻カテーテルの留置，間歇的経口食道経腸栄養法（intermittent oro-esophageal catheterization；IOE 法）などの経管栄養が行われる．

しかし，絶食によって嚥下機能はいちじるしく低下する．のどが委縮して飲み込みに必要な喉頭の動きが悪くなる．体が衰弱すれば，飲み込みに必要な呼吸の機能も低下する．飲み込みがうまくできない状態であっても，口腔ケアとものをかむ訓練は可能である[13]．

口でかむことで前頭前野が賦活して意識レベルが上がることはこれまでの報告でも分かっている[14,15]．そのため胃ろうを造設したあとでも一口でも口から食べられるかどうかの可能性を支援チームで検討し，最善のアプローチを続けていくことが必要である．摂食嚥下機能のアセスメントは，介入のタイミングと評価に大きく影響する．アセスメントが的確であれば，経口摂取が可能な時期（タイミング）を的確に把握し，支援することができる．

誤嚥予防の観察ポイントは，舌の動き，口唇の動き，食事中のむせ，食後のようす，口腔内，全身状態，夜間などの入眠中のようすを確認する．人間活動のもっとも基盤となっている運動レベルの観察が全身状態の観察にきわめて重要なポイントとなっていることが分かる．

加えて，口腔ケアの重要性を強調しておきたい．口腔ケアは全身状態にも影響を及ぼす重要なケアである．食事の前後で口腔ケアを行う重要性について，療養者/家族，支援者らが十分理解して実施できるような支援チームの体制作りが必要である．

（4）尊厳ある排泄手法のアセスメントとケア

生活行為のなかでも「トイレにいく」行為，排泄手法のケアは人間の尊厳に関わる．人間活動で，この行為ほど療養者の動機や習慣などが反映される行為はないと考える．療養者が家族に排泄のケアを受けるとき，療養者自身の精神的な負担が大きいことにも配慮する必要がある．療養者だけでなく，家族の排泄手法に対する考え方や習慣，選択，意図がある．そのため，療養者本人だけでなく，家族にもなぜ排泄を援助するケアが必要な状態なのかを正しく理解したうえで関わることが必要である[16]．

「トイレにいく」という行為，排泄手法のアセスメントは，トイレまでの経路やトイレの環境が療養者の状況にあっているのか確認することがポイントである．介護者の意向も考慮したい．排泄や介護に対する考え方や意向，療養者との関係性が影響する．排泄をおむつで行うことへの抵抗感や，排泄物を扱う介護へのストレスが，互いの関係性によってさらに増幅することも考慮する．自分で「トイレにいく」行為ができないからおむつをあてるというのではなく，

「トイレにいく」行為の成立には，動作的なこと，生理的なこと，本人の意識のこと，ケアする介護者の意向など，その時々の状況をモニタリングしながら支援する必要がある.

（5）家族へのケア

家族は，療養者が再発を繰り返さないためにどんな生活が必要なのかを医療者から聞き，再発を繰り返さないための食事や水分補給，運動などの療養生活全般に気をつけて療養者を介護している．そしてケアに関わる人たちにも，ひとりの人間として尊厳をもって療養者のケアをしてもらいたいと願っている．筆者らの研究では，意識がない療養者にあたかも意思が通じる人に対するごとく接し，よく気がつき，ひたむきに関わってくれる人に，介護者は心がやすらいでいたのである[17].

脳卒中後遺症は非常に多様な障害をもたらす．またその機能回復もさまざまである．脳卒中後に社会復帰を果たしたものの再発作を起こす人もいれば，退院後ずっと全介助で療養生活を送っている人もいる．退院してから長い療養生活の間，かぜをひくこともなくすごしている人もいれば，退院後すぐに肺炎を起こして再入院する人もいる．そのため家族へのケアも個別性が高い．

再発というつらい現実にぶつかると，介護者は「どうしてこんなことになってしまったのか」と防ぎきれなかった自分を責めることもある．介護者には「なにが足りなかったのか」ではなく，療養者の状態に「どんな変化が起きているのか」という視点が大切である．家族とともに考え，相談しながら支援していくことが重要である[12].

また再発作後に人工呼吸器をつけるかどうか重大な選択を迫られ，どう判断したらよいか分からなくなる家族もいる．そのような意思決定をせまられる場合の支援のポイントは，療養者と介護者，家族のこれまでの生き方を尊重することである．療養者と心を通じて話し合えるうちに，療養者の願いや思いを確認しておくことが大切である．本人ならどうしてほしいと思うか，聞いても答えられない状況で家族が判断するのはたいへん苦痛を伴うことになる．また介護者の心にわだかまりを残すこともある．家族に対して療養者の症状の説明やケアの意味，予後をきちんと話すことは家族ケアの基本である．

そして療養者本人の意思と同じように大切なのが介護者の意思である．介護者自身の考えも尊重されなくてはならない．看取りを経験された介護者のインタビューから，後悔のない最期の看取りができるかどうかは介護者のその後の人生にとっても重要であることが分かっている．

このような家族のケアは，支援者チームとの信頼関係が土台となって実現できる．日ごろの関係性のなかで，療養者に対する人として尊厳あるケアがなされていることがいかに大切であるかが分かる.

4．おわりに

40歳代の若さで脳卒中を発症し，後遺症を克服して一度は社会復帰を果たした人が，介護者と二人三脚で社会と関わりすごしてきた生活を振り返り語ってくれたことがある．麻痺の腕

（からだ）をもう一方の腕で抱きながら，「いまはね，この（麻痺した）腕とね，友達になった
よ」．脳卒中後遺症とともに生きようとする人と家族を支える，その人の生きようとする行為を
支えることは，最期まで人との関わりをもつ力を大事に支援していくことに尽きるのではない
かと考える．

【第1章Ⅳ．文献】

1) Petty GW, Brown RDJr, Whisnant JP, et al.：Ischemic stroke subtypes. A population-based study of functional outcome, survival, and recurrence. *Stroke*, **31** (5)：1062-1068 (2000).

2) 河原加代子，飯田澄美子：高次脳機能障害を呈する障害者を介護する家族の介護負担の特徴．家族看護学研究，**5** (1)：9-16 (1999).

3) Kawahara K：Development of a theory to support patients with cerebral vascular disease and their families in solving post-discharge difficulties in daily living activities. *Journal of St. Luke's Society for Nursing Research*, **8** (1)：11-22 (2004).

4) 河原加代子：生活の再構築を支える看護の継続性．*Quality Nursing*, **10** (7)：29-33 (2004).

5) 河原加代子，小泉美佐子，矢島まさえ，ほか：脳血管障害者の家族の介護場面に生じる困難に対する効果的な支援方法の検討．北関東医学会誌，**50** (3)：267-274 (2000).

6) 河原加代子：在宅看護における生活のマネジメントとは何か．東京保健科学学会誌，**5** (4)：188-193 (2003).

7) 中村隆一編著：入門リハビリテーション概論．第2版，38-39，医歯薬出版，東京 (1996).

8) 長谷川幹編著：発症部位別にみた脳卒中者のリハビリテーション；入院から地域連携まで．第2版，5，日本醫事新報社，東京 (1995).

9) 大田仁史：終末期リハビリテーション；リハビリテーション医療と福祉との接点を求めて．第2版，57，79，荘道社，東京 (2004).

10) 斉藤　宏，ほか：姿勢と動作；ADL その基礎から応用．5，メヂカルフレンド社，東京 (2000).

11) 斉藤和男：コ・メディカルのための実用運動学．4-5，メヂカルフレンド社，東京 (1993).

12) 福井次矢，川島みどり，大熊由紀子編著：あなたの家族が病気になったときに読む本；脳卒中．第1版，講談社，東京 (2006).

13) 稲川利光：介護者のための脳卒中リハビリと生活ケア；急性期から終末期までのトータルサポート．第1版，110-113，雲母書房，東京 (2010).

14) 小林明美，堀由美子，高橋浩子，ほか：更衣動作時の脳血流の変化；fNIRS を用いた看護ケア効果の検討．神奈川県総合リハビリテーションセンター紀要，33，34：47-51 (2007).

15) 渡辺眞利子，尾形由美子，小林明美，ほか：脳血管障害患者を対象とした誤嚥予防プログラムの評価；嚥下体操と童謡「七つの子」による音楽プログラムの効果．神奈川県総合リハビリテーションセンター紀要，33，34：71-76 (2007).

16) 秋山正子，小倉朗子，乙坂佳代，ほか：系統看護学講座　統合分野　在宅看護論．第4版，155-158，医学書院，東京 (2013).

17) 黒澤泰子，河原加代子：在宅ターミナルケアにおける訪問看護師とのかかわりがもたらす介護者の思いの変化．日本在宅ケア学会誌，**16** (2)：53-60 (2013).

【第1章Ⅳ．参考文献】

エンド・オブ・ライフケア研究会，島内　節，薬袋淳子編著：在宅エンド・オブ・ライフケア（終末期ケア）；利用者のアウトカムと専門職の実践力を高めるケアプログラムの応用．第1版，35-37，イニシア，東京 (2008).

山口　創：「脳」という皮膚．134-140，東京書籍，東京 (2010).

（河原加代子）

V. 認知症とともに生きる人と家族の エンド・オブ・ライフケア

1. 認知症の基本的理解

　世界保健機関（WHO）では，認知症について「通常は慢性あるいは進行性の脳疾患によって生じ，記憶，思考，見当識，理解，計算，学習能力，言語，判断等，多数の高次脳機能の障害を示す症候群」[1] と定義している．

　認知症はさまざまな原因疾患が存在する症候群であるが，そのなかでも50％以上を占めるアルツハイマー型認知症がもっとも代表的な疾患であるといわれている．またアルツハイマー型認知症に次いで多いのがレビー小体型認知症であり，認知症のうち約15％を占める．

　アルツハイマー型認知症の診断基準[2] によると，特徴的な症状として初期から記憶障害に加えて，失語，失行，失認，実行機能障害が1つ以上出現していることが挙げられる．これらの障害については表2-1-5-1に概説した．さらに，アルツハイマー型認知症の進行度の分類として活用されることのもっとも多い functional assessment staging of Alzheimer's disease（FAST，表2-1-5-2）[3] に示されているように，認知機能低下や神経症状の出現によって日常生活や社会生活にさまざまな支障をきたすようになり，末期には嚥下障害，嚥下反射の消失がみられ，発症からおよそ10年の経過をたどって死に至る．

　レビー小体型認知症については診断基準[4] によると，初期には記憶障害が目立たないこともあるが，通常進行とともに認知障害が明らかになる．認知機能の動揺，具体的で詳細な内容の繰り返し出現する幻視，突発性パーキンソニズムが2つ出現していることが特徴的な症状であるとされている．これらに加えて，前頭葉と側頭葉の障害が出現し，遂行能力の低下や問題解決能力の低下が特徴的にみられる．さらに進行すると，レビー小体型認知症でも記憶障害や見当識障害，パーキンソン症状の悪化による歩行障害や転倒，自律神経障害（起立性低血圧，切

表2-1-5-1　認知症の中核症状

1	記憶障害：新しい情報を学習したり，以前に学習した情報を想起する能力の障害．短期記憶障害，エピソード記憶障害の出現が特徴的
2	見当識障害：時間，場所，人物の見当をつける能力の障害
3	失語：言語の障害
4	失行：運動機能が損なわれていないにもかかわらず動作を遂行する能力の障害．認知症ケアでは観念失行，観念運動失行の把握が重要
5	失認：感覚機能が損なわれていないにもかかわらず対象を認識または同定する能力の障害．認知症ケアでは特に視空間失認の把握が重要
6	実行機能障害：計画を立てる，組織化する，順序立てる，抽象化することの障害

表 2-1-5-2　FAST ステージ

FAST ステージ	臨床診断	FAST における特徴	臨床的特徴
1．認知機能の障害なし	正常	主観的および客観的機能低下は認められない	5-10 年前と比較して職業あるいは社会生活上，主観的および客観的にも変化はまったく認められず支障をきたすこともない．
2．非常に軽度の認知機能の低下	年齢相応	物の置き忘れを訴える．喚語困難	ときに名前や物の場所，約束を忘れたりすることがあるが年齢相応の変化であり，親しい友人や同僚にも通常は気がつかれない．複雑な仕事を遂行したり，込み入った社会生活に適応していくうえで支障はない．多くの場合正常な老化以外の状態は認められない．
3．軽度の認知機能低下	境界状態	熟練を要する仕事の場面では機能低下が同僚によって認められる．新しい場所に旅行することは困難	初めて，重要な約束を忘れてしまうことがある．初めての土地への旅行のような複雑な作業を遂行する場合には機能低下が明らかになる．買い物や家計の管理あるいはよく知っている場所への旅行など日常行っている作業をするうえでは支障はない．熟練を要する職業や社会的活動から退職してしまうこともあるが，その後の日常生活のなかでは障害は明らかとはならず，臨床的には軽微である．
4．中等度の認知機能低下	軽度のアルツハイマー型	夕食に客を招く段取りをつけたり，家計を管理したり，買い物をしたりする程度の仕事でも支障をきたす	買い物で必要なものを必要な量だけ買うことができない．誰かがついていないと買い物の勘定を正しく払うことができない．自分で洋服を選んで着たり，入浴したり，行き慣れている所へ行ったりすることには支障はないために日常生活では介助を要しないが，社会生活では支障をきたすことがある．単身でアパート生活している老人の場合，家賃の額で大家とトラブルを起こすようなことがある．
5．やや高度の認知機能低下	中等度のアルツハイマー型	介助なしでは適切な洋服を選んで着ることができない，入浴させるときにも何とかなだめすかして説得することが必要なこともある	家庭での日常生活でも自立できない．買い物をひとりですることはできない．季節にあった洋服を選んだりすることができないために介助が必要となる．明らかに釣り合いがとれていない組合せで服を着たりし，適切に洋服を選べない．毎日の入浴を忘れることもある．なだめすかして入浴させなければならないにしても，自分で体をきちんと洗うことはできるし，お湯の調節もできる．自動車を適切かつ安全に運転できなくなり，不適切にスピードを上げたり下げたり，また信号を無視したりする．無事故だった人が初めて事故を起こすこともある．きちんと服が揃えてあれば適切に着ることはできる．大声をあげたりするような感情障害や多動，睡眠障害によって家庭で不適応を起こし医師による治療的な関わりがしばしば必要になる．
6．高度の認知機能低下	やや高度のアルツハイマー型	(a) 不適切な着衣	寝巻のうえに普段着を重ねてきてしまう．靴紐が結べなかったり，ボタンを掛けられなかったり，ネクタイをきちんと結べなかったり，左右間違えずに靴をはけなかったりする．着衣も介助が必要になる．
		(b) 入浴に介助を要す，入浴を嫌がる	お湯の温度や量を調節できなくなり，体もうまく洗えなくなる．浴槽に入ったり出たりすることもできにくくなり，風呂から出た後もきちんと体を拭くことができない．このような障害に先行して風呂に入りたがらない，嫌がるという行動がみられることもある．
		(c) トイレの水を流せなくなる	用を済ませた後，水を流すのを忘れたり，きちんと拭くのを忘れる．あるいは済ませた後服をきちんと直せなかったりする．

FAST ステージ	臨床診断	FAST における特徴	臨床的特徴
6. 高度の認知機能低下	やや高度のアルツハイマー型	(d) 尿失禁	ときに (c) の段階と同時に起こるが，これらの段階の間には数か月間の間隔があることが多い．この時期に起こる尿失禁は尿路感染やほかの生殖泌尿器系の障害がよく起こる．この時期の尿失禁は適切な排泄行動を行ううえでの認知機能の低下によって起こる．
		(e) 便失禁	この時期の障害は (c) や (d) の段階でみられることもあるが，通常は一時的にしろ別々にみられることが多い．焦燥や明らかな精神病様攻撃的行為や失禁のために施設入所が考慮されることが多い．
7. 非常に高度の認知機能低下	高度のアルツハイマー型	(a) 最大限約 6 語に限定された言語機能の低下	語彙と言語能力の貧困化はアルツハイマー型認知症の特徴であるが，発語量の減少と話し言葉のとぎれがしばしば認められる．さらに進行すると完全な文章を話す能力はしだいに失われる．失禁がみられるようになると，話し言葉はいくつかの単語あるいは短い文節に限られ，語彙は 2，3 の単語のみに限られてしまう．
		(b) 理解し得る語彙はただ 1 つの単語となる	最後に残される単語には個人差があり，ある患者では"はい"という言葉が肯定と否定の両方の意志を示すときもあり，逆に"いいえ"という返事が両方の意味をもつこともある．病気が進行するに従ってこのようなただ 1 つの言葉も失われてしまう．一見，言葉が完全に失われてしまったと思われてから数か月後に突然最後に残された単語を一時的に発語することがあるが，理解し得る話し言葉が失われた後は叫び声や，意味不明のぶつぶついう声のみとなる．
		(c) 歩行能力の喪失	歩行障害が出現する．ゆっくりとした小刻みの歩行となり，階段の上り下りに介助を要するようになる．歩行できなくなる時期は個人差はあるが，しだいに歩行がゆっくりとなり，歩幅が小さくなっていく場合もあり，歩くときに前方あるいは後方や側方に傾いたりする．寝たきりとなって数か月すると拘縮が出現する．
		(d) 着座能力の喪失	寝たきり状態であってもはじめのうち介助なしで椅子に座っていることは可能である．しかし，しだいに介助なしで椅子に座っていることもできなくいなる．この時期ではまだ笑ったり，噛んだり，握ることはできる
		(e) 笑う能力の喪失	この時期では刺激に対して眼球をゆっくり動かすことが可能である．多くの患者では把握反射は嚥下運動とともに保たれる．
		(f) 昏迷および昏睡	アルツハイマー型認知症の末期ともいえるこの時期は本疾患に付随する代謝機能の低下と関連する

迫性尿失禁，便秘など），レム睡眠障害が出現する．認知症の行動・心理症状（behavioral and psychological symptoms of dementia；BPSD）が出現した場合，抗精神病薬による治療が行われると，抗精神病薬に対する過敏性がみられることが多い．

　アルツハイマー型認知症とレビー小体型認知症は以上のような特徴を有するが，重度になると，レビー小体型認知症はアルツハイマー型認知症と同様の経過をたどるようになる．

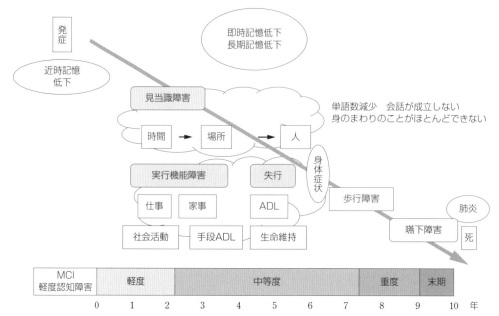

〔平原佐斗司編著:医療と看護の質を向上させる認知症ステージアプローチ. 14, 中央法規出版, 2013〕
図 2-1-5-1　アルツハイマー型認知症の自然経過

2. 認知症の病状経過のプロセス

　ここでは，代表的な認知症であるアルツハイマー型認知症について，病状経過のプロセスを述べる．

　一般に図 2-1-5-1 に示したような自然経過を取ることが多く[5]，認知障害の進行とともに日常生活に必要な生活行為が自分ひとりでは円滑に遂行できなくなる状態，すなわち生活障害が出現するようになる．代表的な生活行為である調理・食事，入浴，排泄に関する生活障害の状態像を進行度別に表 2-1-5-3～5[6]に示した．ただし，移乗や座位・仰臥位になるといった体位の変換を伴う生活行為は重度においてみられる．

　認知症の人が安心と安全が保障された生活を営むためには，家族や医療・介護スタッフが個々の認知症の人の生活障害を具体的にとらえ，1つひとつの生活行為を失敗することなく可能な限り自分で遂行できるように関わるという，エラーレスと自尊心低下を防ぐケアがいずれの進行度（ステージ）においても必要である[7]．

　また，BPSDは中等度の時期に出現しやすい．ただし，BPSDの出現は認知症の人に適した対応や環境調整，薬物治療が行われているかどうかによって異なり，軽度から重度にかけて，いかなる時期にも発症しうる．

表 2-1-5-3　食事の具体的生活障害

軽度	中等度	重度
・料理が面倒になる ・同じおかずをつくる ・料理の火を消し忘れる ・まだ冷蔵庫にある食材を何回も購入する ・冷蔵庫の整理や賞味期限の管理ができない ・料理の味付けがおかしくなる ・咀嚼の回数が減る ・料理に使用する家電製品を適切に扱えず壊してしまう	・調理前の食材を食べる ・お茶を入れる手順が分からない ・ふたを扱えない ・料理の温度の見当がつけられない ・まんべんなく食べなくなり，摂取内容が偏る ・一口量を調整できない ・おすましを認識できない ・料理をしながら後片付けができない	・料理との位置関係で適切な位置に座れない ・食べ始めない ・適切な一口大の大きさに切り，裂くことができない ・手づかみで食べる ・一皿ずつ食べる ・空になった食器に食事道具をあてている ・口に食べ物を運べない ・咀嚼・嚥下しない

〔朝田　隆，諏訪さゆり：厚生労働科学研究費補助金認知症対策総合研究事業　都市部における認知症有病率と認知症の生活機能障害への対応（課題番号 H23-認知症-指定-004）の一部〕

表 2-1-5-4　入浴の具体的生活障害

軽度	中等度	重度
・風呂掃除が面倒になる ・シャンプーとリンス，ボディソープの違いが分からない ・洗髪を嫌がる ・シャンプーのすすぎが不十分なことがある ・汚れた下着を着る	・脱衣の途中で脱ぐのか着るのかわからなくなる ・洗顔のとき，顔の中央しか洗わない ・シャンプー，リンス，ボディソープの押し方にとまどう ・浴槽のまたぎ方が分からない ・浴槽内で立ったまま湯船につからない ・スポンジやタオルをもったままでいる ・シャワーの出し方が分からない	・入浴を嫌がる ・浴槽をまたぐときに怖がる ・同じ部分を洗い続ける ・洗い残しがある ・洗い方，泡の流し方が分からない ・シャンプーを手にとり，顔を洗おうとする ・シャンプーを頭部全体に行きわたらせることができない ・浴槽内で湯船につかる姿勢をとることができない

〔朝田　隆，諏訪さゆり：厚生労働科学研究費補助金認知症対策総合研究事業　都市部における認知症有病率と認知症の生活機能障害への対応（課題番号 H23-認知症-指定-004）の一部〕

3．支援のタイミングと留意点

　ここでは，生活障害の出現に沿って認知症のステージをとらえ，支援のタイミングと留意点を述べていく．

1）認知機能低下が軽度の認知症のステージ

　軽度認知症では，特に注意機能の低下や近時記憶障害，意欲の低下の影響を受けて，料理や化粧にいままで以上の時間を要する，入浴しようとしなくなる，電化製品の扱いが粗雑になり壊してしまう，ペットの世話ができなくなり逃がしてしまうなどの生活障害が出現する．しかし，これらの生活障害が出現するようになったことに家族は気づかないことが多い．しかも気づいた家族が本人に指摘した場合は，本人は否定したり取り繕えたりするので，認知症による

表 2-1-5-5　排泄の具体的生活障害

軽度	中等度	重度
・衣服のおろし方が不十分になる（衣類が汚れる） ・男性便器を汚すようになる ・排泄物を多少拭き残す	・トイレの場所が分からなくなるときがある ・トイレのドアの開け方の違いにとまどう（とまどいながらも開けようとする） ・トイレの鍵の開け方・閉め方が分からない ・排泄物を流す際，どのハンドルやボタンを押すのかわからない ・排泄後，ズボンのチャックを閉めない ・排泄物で衣類が汚れていても気づかない ・あわてているとき，便座のふたをしたまま座る	・適切な位置，姿勢で便座に向かい，座ることができない ・ペニスを便器に向けられない ・いきむことができない ・洗い残しがある ・トイレットペーパーを適切な長さまで引き出せない ・手で便を拭く ・拭き終わった紙を便器内に捨てない ・排泄物を流さない

〔朝田　隆，諏訪さゆり：厚生労働科学研究費補助金認知症対策総合研究事業　都市部における認知症有病率と認知症の生活機能障害への対応（課題番号 H23-認知症-指定-004）の一部〕

生活障害が出現していることになおさら気がつかない.

　認知症の進行を予防するためには，早期診断・早期治療が不可欠であり，しかもケアによって生活障害を未然に防ぎ，うまく生活行為を成し遂げることができないでいる認知症の人の自尊心を傷つけないことが重要となる．したがって，軽度認知症の人の生活障害に家族が気づき，それを認知症の人に指摘することなく早期に医療へとつながるように支援したい．

　そのためには，まず，それぞれの地域で認知症の特徴と早期診断・早期治療に関する理解を促す啓発活動や地域包括支援センターなどにおける相談支援の情報が住民に広く周知されていなければならない．その際，認知症はだれにでも発症しうること，早期診断・早期治療と適切なケアによって進行を遅らせることができること，認知症を有していてもさまざまな社会資源（フォーマルサービス，インフォーマルサポート）の活用によって自分の地域で暮らし続けられることを伝えていく．

2）認知機能低下が中等度の認知症のステージ

　中等度認知症では，見当識障害や実行機能障害の進行が顕著となり，失行や失認も出現することによって，生活障害はさまざまな生活障害に及び，生活障害の状態像も多様となる．そのため，具体的にどのような生活障害が出現しているのかを家族とともに把握し，失敗することなく円滑に生活行為を行えるように支援していくことが基本的な支援となる．しかし，認知症の人にとって慣れ親しんだ場所では生活行為を自分ひとりで行えることが多いので，生活障害は目立たない．

　一方，自宅とは異なる初めて利用するデイサービスや病院の外来・病棟といった馴染みのない場所では，失行や失認の影響を受けて認知症の本人だけでなく，家族や医療・介護スタッフ

からみても生活障害が顕著となる．特に見当識障害や失行，失認の影響によって自分らしい生活リズムを維持することが困難になり，規則正しく食事を摂り栄養状態を良好に維持すること，処方どおりに服薬すること，定期的に入浴して身体と衣類の清潔を保つこと，睡眠・覚醒リズムを整えることができなくなる．このような状態によって糖尿病や高血圧などの疾患が増悪する．睡眠・覚醒リズムの障害に起因する夜間せん妄や不穏，暴力などの BPSD の出現，肺炎や尿路感染の発症へとつながり，医療機関への入院を余儀なくされる．睡眠障害や暴言，暴力などの BPSD を緩和するために睡眠薬や抗精神病薬が処方されることが多いが，パーキンソン症状等の副作用の出現によって転倒・骨折，誤嚥性肺炎などを発症しやすくなる．このような状態で入院する病院という環境は認知症の人にとって不慣れな環境であり，日常生活全般において生活障害が出現しやすい．

　したがって，デイサービスや訪問介護，訪問看護の利用によって，食事や入浴をはじめとする生活リズムを整え，適切な服薬管理を行うことで体調と健康状態を改善することは，中等度認知症のステージにおいてたいへん重要である．デイサービスや訪問介護，訪問看護などを利用し始めるときは，初めは短時間の利用から始め徐々に利用時間や回数を増やす，同じスタッフが対応する，トイレや浴室などの場所を文字やイラストを用いて分かりやすく伝えるといったケアが必要になる．入院した場合も，できるだけ同じ職員が関わるようにする，自分の病室やトイレなどを分かりやすく表示する，家族にも協力を依頼して時計やカレンダーなどをそろえるとともに，本人に直接口頭で，あるいはメモ書きなどを渡しながら時間や場所を伝えることで，記憶障害や見当識障害による困難を取り除いていく．

　なお，医療・介護を提供するうえで認知症の人本人の意向を理解することはたいへん重要であり，特に医療においては，「選択する能力とそれを相手に表明する能力」「疾患・予後・治療法利点と危険性・代替治療について理解する能力」「その治療法を選択した場合，それが自分にどのような結果をもたらすのかを認識する」「決定内容が自分の価値観や治療目標と一致していること」という要素を有していることで意思能力があると判断される[8]．認知症の人については，一般に「なにも分からなくなってしまう」ととらえられやすいが，認知症の人の状況，環境を整えることで同意能力を十分に発揮できるので，苦痛を積極的に緩和する，落ち着けてリラックスできる環境を整える．認知症の人が理解できる言葉や伝え方を工夫するといった配慮が医療・介護職者に求められる．認知症が発症したら，今後の医療・介護について認知症の人が意思を表明できるために，より早期から本人と家族が対話しながら advance care planning（ACP）を整えることを進めていく．現状では ACP を準備している認知症の人は少ないが，本人にとっての最善の医療・介護を検討・選択していくうえで今後いっそう重要となる．

3）認知機能低下が重度の認知症のステージ

　重度認知症では，認知症の人にとってなじみのある場所でも日常生活のあらゆる場面で生活障害が出現する．さらに，失語の進行によって認知症の人は自分が感じている苦痛を的確に表現することが困難になること，歩行障害や嚥下障害がみられるようになることから，転倒・骨

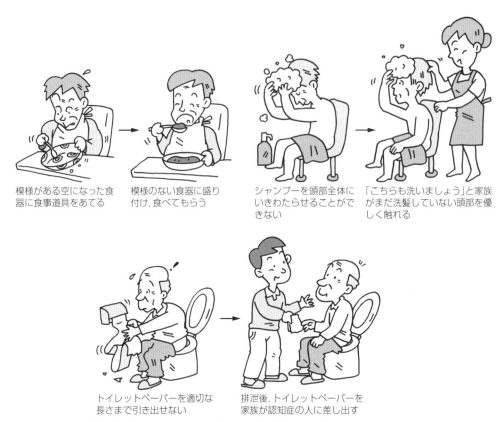

図2-1-5-2　重度認知症に特徴的な生活障害とケア

折,誤嚥性肺炎が発症しやすく,慢性疾患の悪化,根治が見込めない状態となった進行がんの発見なども起こる.

　このような特徴のある重度認知症のステージでは,まず図2-1-5-2に例を示したように,生活障害を防ぐエラーレスのケアを積極的に行っていくことが二次障害や合併症を予防する意味でもいっそう重要になる.

　また,認知症の人の医療・介護の方針や具体が本人の意向と心身の状態に応じて決定されることになるので,ACPを既に準備しているかどうかの確認や,ACPが存在しない場合,医療・介護の方針と具体をどのように決定していくかの筋道を明確にする必要がある.

　日本では,厚生労働省による「終末期医療の決定プロセスに関するガイドライン」[9]と日本老年医学会による「高齢者ケアの意思決定プロセスに関するガイドライン　人工的水分・栄養補給の導入を中心として」[10]という2つのガイドラインが整備されており,これらのガイドラインを踏まえて,家族と医療・介護職者,後見人などの関係者によって高齢者本人にとっての最善を判断し決定していく.ただし,家族といっても「患者の性格,価値観,人生観等について十分に知り,その意思を的確に推定しうる立場にある家族(医師は患者または家族をよく認識し理解する立場にある)」「患者の病状,治療内容,予後等について十分な情報と正確な認識をもっ

ている家族」「患者の立場に立ったうえで真摯な考慮に基づいて意思表示できる家族」であることが 1995 年の東海大学病院事件の判決を踏まえて家族に求められるようになった．したがって，認知症の人にとっての最善を考えて代行判断を行うことのできる家族へと成長できるように医療・介護職者は家族を支援する必要がある．

4．まとめ

　認知症とともに生きる人と家族は，生活障害へのケアと生活リズムを整えるケアによってBPSD や身体疾患の発症や悪化を防ぐことが可能となり，およそ 10 年といわれている罹患期間を穏やかに自分らしく，地域のなかで生活できるようになる．認知症を発症すると，これまでは精神病院や長期ケア施設で生活することが当然視され，いわゆる収容文化が定着してきたが，エンド・オブ・ライフケアによって自宅で，地域で最期まで自分らしく生活できる認知症の人が少しずつ増えていく．このことは認知症を含めていかなる疾患，障害を有していたとしても，だれもが尊厳を保持できる社会の質，ソーシャルクオリティ[11]へと高めていけるようになることを意味する．認知症の人と家族へのエンド・オブ・ライフケアは，まさにお互いの尊厳を守り合う地域社会を育むものである．

【第 1 章V．文献】
1) World Health Organization：International Statistical Classification of Disease and Related Health Problems. 10th Revision, World Health Organization, Geneva（1993）．
2) American Psychiatric Association：Diagnosis and statistical manual of mental disorders. 4th ed（DSM-Ⅳ）, Washington D. C.（1994）．
3) 大塚俊男，本間　昭監：高齢者のための知的機能検査の手引き．60-61，ワールドプランニング，東京（2004）．
4) McKeith IG, Dickson DW, Lowe J, et al.：Consortium on DLB Diagnosis and management of dementia with Lewy bodies：third report of the DLB Consortium. *Neurology*, **65**（12）：1863-1872（2005）．
5) 平原佐斗司編著：医療と看護の質を向上させる認知症ステージアプローチ．14，中央法規出版，東京（2013）．
6) 諏訪さゆり：認知症高齢者の理解とかかわり方の基本．日本循環器看護学会誌，24-27（2013）．
7) 日本訪問看護財団：平成 25 年度厚生労働省老人保健事業推進費等補助金（老人保健健康増進等事業）「在宅認知症者のステージごとの生活障害と行動・心理症状に応じたケアガイドの開発調査研究事業」報告書（2014）．
8) 箕岡真子：認知症ケアの倫理．ワールドプランニング，東京（2010）．
9) 厚生労働省：終末期医療の決定プロセスにおけるガイドライン（http://www.mhlw.go.jp/shingi/2007/05/dl/s0521-11a.pdf,2014.3.30）．
10) 日本老年医学会編：高齢者ケアの意思決定プロセスに関するガイドライン；人工的水分・栄養補給の導入を中心として．医学と看護社（2012）．
11) 小野達也：認知症を抱える人とソーシャルクオリティ（社会の質）．認知症ケア事例ジャーナル，280-288（2013）．

（諏訪さゆり）

VI. 神経難病とともに生きる人と家族の
エンド・オブ・ライフケア

1. 神経難病でのエンド・オブ・ライフケア

　難病は，1972年の難病対策要綱において，「原因不明，治療方針未確定であり，かつ，後遺症を残す恐れが少なくない疾病．経過が慢性にわたり，単に経済的な問題のみならず介護等にいちじるしく人手を要するために家族の負担が重く，また精神的にも負担の大きい疾病」と定義されている[1]．

　今回のテーマ，エンド・オブ・ライフケアは，その特徴のなかに，患者・家族・医療スタッフが死を意識したときから始まり，ともに治療の選択に関わり多様な療養・看取りの場の選択を考えるとある[2]．神経難病患者の場合，その「死の意識」と「治療の選択」が密接に関わっている．

　筋萎縮性側索硬化症（amyotrophic lateral sclerosis；ALS）を例にとると，その経過のなかで呼吸障害，嚥下・構音障害，運動障害が顕在化し，看護としては「病気の理解と受け入れ」「健康問題や生活障害への対応についての検討」「医療や生活に関するサービス利用についての選択」などができるよう調整を図る必要がある[3]．その過程で人工呼吸器装着や胃ろう造設という「治療の選択」があり，その選択自体が「生」か「死」かという二者択一に直結する．なかでも侵襲的人工呼吸器（tracheostomy positive pressure ventilation；TPPV）の装着・決断には自分の選択と周りの要望，家族への負担から多くの患者が迷いと葛藤に悩まされている[4]．TPPV施行後の予後は大きく改善し，10年生存率も伸びてきている[5]といわれており，その選択が寿命を左右し，どのような終末期を迎えるかにも関わる人生の大きな分かれ道になる．「生きる」選択は他者による全身性の介護によってはじめて実現可能となり[6]，これは療養者本人だけではなく，家族の人生にとっても大きな選択となる．

　療養者・家族が疾患に直面し，日常生活のなかで徐々にできなくなることを受け容れ時にはあきらめながら，治療やその先について考える．診断されたそのときから，いかにその人らしく生きるか，その人の生活に焦点をあてて家族とともにその人にとっての最善の死を迎えられるかとエンド・オブ・ライフケアが始まるが，訪問看護で実際に関われるのは訪問看護の依頼を受け，訪問を開始した以後である．

　これから，A訪問看護ステーションでの関わりを，ALS療養者を例に考えてみる．

2．Ａ訪問看護ステーションでの例から考える

1）Ａ訪問看護ステーションでのALS療養者15人を振り返って

　Ａ訪問看護ステーションを利用されたALS療養者のうち，継続中の人を除いた訪問看護の利用期間は，最短で1か月，最長9年4か月（平均2年3か月±2年10か月）と大きく異なる（図2-1-6-1）.

　（1）看取りに向けた看護

　訪問開始時点の身体症状・療養行程，将来への希望像は個々によってさまざまである．療養者のライフヒストリー，性格，信念などを理解し，患者・家族がどのような最期を迎えたいと望んでいるかを知ること[7]が必要となる.

　ａ）進行度別：開始時に終末期の場合

　Ａ訪問看護ステーションで訪問開始時に終末期と説明されていたのは4人．いずれも結果的に4か月未満の訪問であった．人工呼吸器や胃ろうを希望しなかった3人に共通した問題としては，呼吸障害の進行とそれに伴う自覚症状の有無（酸素療法の検討），苦痛症状の緩和の可否，経口摂取量の低下，コミュニケーション機能の低下による意思表示不能等が考えられた．病状の進行に伴い侵襲的医療処置を「希望しない」選択によりそのまま死が訪れることに家族は実感として直面しており，「本当にこれでよかったのか」と葛藤が生じたため，精神的な支援も行われた．既に非侵襲的人工呼吸器（noninvasive positive pressure ventilation；NPPV）を導入していたＧさんの場合，「一度は家に帰りたい」との一時的な在宅生活であったが，家族・介護職が人工呼吸器管理・吸引等の医療的管理を安全に行える指導が早急に必要であった.

　短期間のなかで病気と理解の受け入れを確認しながら，療養者本人と家族の希望を聞き，身体症状・介護力のアセスメント，本人・家族の死への受容，看取りへ向けた家族のケアが求められる.

　ｂ）進行度別：在宅での療養期間が長期に渡った場合

　特に人工呼吸器装着下では呼吸が確保されており，身体状態が徐々に悪化していくことを家族が受け止められないケースがあった．後述「2）在宅での看取りとなった一事例」で詳しく述べる.

　ｃ）突然死の可能性

　難病患者は急変の可能性が高いという特徴があり，重要な問題である[7]．終末期を想定していないなかでの突然の死が起こる可能性を家族が理解しておくことが必要となる[3].

　ｄ）コミュニケーション障害に伴う意思確認困難と意思決定の主体の変化

　病状の進行に伴いコミュニケーション障害が生じ，療養者本人の意思確認が困難になるケースがあった．侵襲を伴う処置や撤回困難な治療に関しては基本的に患者の同意の下で行われる必要があり[8]，本人が意思表示できる場合は本人の意思を尊重するのが原則であるが，本人の意思表示が困難になった場合，家族へとその主体が変化している．家族自身も，療養者だけでは決められない療養者の生命や尊厳を左右する決定を迫られるつらさがあり[9]，そのつらさに

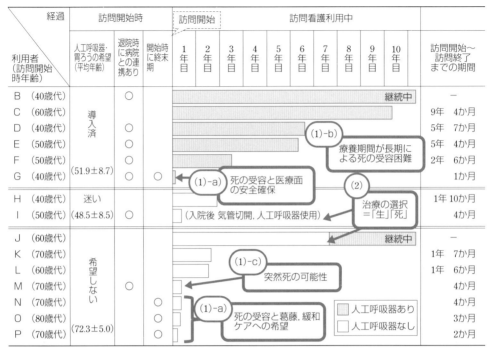

図 2-1-6-1　A 訪問看護ステーションにおける ALS 療養者の概要と課題

も寄り添った支援が求められる．

　e）介護力の評価

　家族は在宅療養の継続を望んでいたIさんの場合，家族が高齢で持病もあり，入院前の段階から介護力に不安があった．在宅サービスを充実させたとしても在宅の維持はむずかしいと判断され，施設入所となっている．難病の場合，長期療養による家族の変化も特徴として挙げられ[10]，介護力の評価を継続的に行っていく必要がある．介護力が療養者の自由な意思決定の壁にならないように留意しつつ[9]，その評価に基づいて在宅継続の可否も含めて介護環境を整えていくことになる．

　(2) 治療・医療の選択

　終末期の緩和ケアを考えるうえでも，どこまで治療・医療の選択をするかは重要になってくる．訪問看護ステーション利用中に気管切開・胃ろうの意向の変化があったJさんは，元々は人工呼吸器を希望していなかったが，呼吸困難に陥った搬送先の病院で気管切開・人工呼吸器使用を選択した．

　現実的には，気管切開をするか否か，人工呼吸器をつけるか否かの最終決定のその瞬間は術をする病院であり，在宅の現場ではない．そしてその決定は，呼吸器をつけたい気持ちとつけたくない気持ちが共存する[11]なか，強度な呼吸困難感が生じるに伴い意思決定が行われ[12]ている．日常生活を通して，療養者・家族がどのような価値観でなにを大切にすごしているかをと

	胃ろう（×＝経口）	TPPV/NPPV	コミュニケーション (1)-d コミュニケーション障害に伴う意思確認困難	在宅中の意思決定の主体の変化	変化の理由（△＝意思確認できる間に入院・入所）	将来の療養・看取りの場の選択 (3)				訪問終了の理由			
						自宅	ぎりぎりまで自宅→病院	病院・施設	未確認	自宅で永眠	入院	施設	転居
B	経鼻	TPPV	口文字盤	本人	—	○				—	—	—	—
C	○	TPPV	口パク→意識レベル低下 意思疎通不可	本人→家族	徐々に意思疎通不可	○				■			
D	○	TPPV	口パク＋眼→脳波	本人	△	○ →	○ （変化）					■	
E	○	TPPV	文字盤	本人	△	○						■	
F	中心静脈栄養	TPPV	口パク→意識レベル低下 意思疎通不可	本人→家族	徐々に意思疎通不可	○ →	○ （変化）				■		
G	×	NPPV	口パク	本人→家族	急変，事前に本人の意思確認あり	○					■		
H	×	—	会話 (1)-e 介護力の評価	本人	—	○							●
I	×	—	会話	(本人)→家族	元々の家族関係	○ →			□Ns判断		■		
J	×	—	会話→口パク	本人	—	○ ←→	○ （迷い）			—	—	—	—
K	×	—	会話	本人	△	○					■		
L	×	—	会話	本人	△	○							●
M	×	—	会話	本人	△				○			■	
N	×	—	会話又は文字盤	(本人)→家族	徐々に意思疎通不可，事前に本人の意思確認あり	○ ←→	○ （迷い）				■		
O	×	—	会話	本人	△	○					■		
P	×	—	会話	本人	△	○					■		

もに考えながら，治療の選択に関して絶え間なくおそってくる「揺れ動く気持ち」に寄り添うことが大切となる．また，療養者・家族がその時点で選んだ意思を受け止められる体制を整えることが必要となる．

(3) 多様な療養・看取りの場の選択

図2-1-6-1に示すように最後を迎える場所はさまざまである．自宅で迎えるか，入院や施設など自宅以外でそのときを迎えるかは，本人や家族の希望・介護力・社会資源・医療体制や，病状の進行速度・身体状況・苦痛症状の緩和の可否により左右される[13]．さらには療養が長期に渡る場合，本人も家族も加齢し，介護者のライフスタイルも変化する可能性があり，療養・看取りの場の選択が変わる可能性もある．

どの場所を選んでも，本人・家族が納得し，「こうすごしたい」と思える場所を選択できるように環境を準備していくことが大切になる．

(4) 「揺れ動く気持ち」に寄り添う：意思決定支援

療養者には確定診断から治療の選択・日常生活でのさまざまな選択とあきらめの繰り返し，療養場所の選択等々，ありとあらゆる"意思決定"が訪れる．そしてその"意思決定"は大なり小なり揺れ動く．「決められない」ことを支援しながら[9]，もし選択が変わったときにも，いつでも対応できる体制を，在宅・医療・福祉と併せて整えていく必要がある．

A訪問看護ステーションでは揺れ動いている意思選択の過程を残す記録用紙をつくっている

様

訪問看護記録書Ⅰ-⑤ 必要時記入 将来像ご希望・終末期意思確認
～今後のこと、治療へのご希望、終末期のことなど～

※二重枠内は鉛筆書き記入、変更時 適宜修正→【最終記入日　年　月　日〔最終記入者　　　〕】

ご本人
- ■急変時： ご自宅 ・ 病院
- ■医療処置： どの程度?
  - 胃瘻（希望 ・ 希望しない）、 経鼻経管栄養（希望 ・ 希望しない）
  - 気管切開（希望 ・ 希望しない）、 人工呼吸器（希望 ・ 希望しない）、
  - 酸素（希望 ・ 希望しない）
  - 他 緩和治療など

ご家族
- ご本人と同じ
- ご本人と異なる↱

『Ⅱ号』又は『Ⅲ号』用紙使用時チェック ↓

日時	発言者	うかがった内容	Ⅱ/Ⅲ	記録者

図 2-1-6-2　将来像・終末期に向けての意思確認の記録用紙の例

（図 2-1-6-2）．明文化・可視化することで客観視し，複数の看護師が情報を共有することによりスタッフ全員で「揺れ動く気持ち」をサポートできると思われる．

また，意思決定支援には"情報"が鍵となるが，"情報"については後述する．

2）在宅での看取りとなった一事例

ここで，在宅で看取りとなった一事例をみてみる．なお，事例は個人が特定されないよう一部改変している．

（1）事例紹介（図 2-1-6-3）

訪問開始時 60 歳代，男性．主介護者妻．

X 年に ALS と診断．5 年後に 24 時間 TPPV 装着,経管栄養開始.その翌年在宅療養生活開始となり，他の訪問看護ステーションを経て A 訪問看護ステーションの利用開始となった．その 8 年後くらいから持病の糖尿病が悪化したのを機に，徐々に全身状態が悪化し意識レベルも低下.医師から終末期と家族に説明があり,半年後,在宅生活 13 年目に多臓器不全で永眠となった．

（2）看護師の関わりと家族の死の受容

適切な管理の下で人工呼吸器を利用している長期療養者は以前より肺炎の発生率も減っており，基本的には生活を維持し，可能な範囲で生活を楽しむことが在宅生活の目標となっている．緩やかに悪化する過程のなかではなかなか「死」を意識し，受容するのはむずかしいことであった．

医師から終末期と話される 1 年前，主介護者の妻は徐々に悪化する全身状態（発熱等）を受

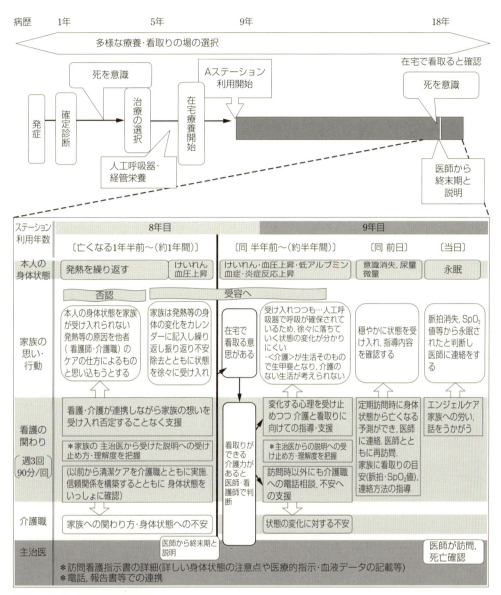

図 2-1-6-3　事例の経過概要

け容れられず，原因を他者のケアへ求める傾向にあった．人工呼吸器装着中のため呼吸は確保されており，みた目は変わらなかったため余計に「そのとき」が来ることを受け止めるのが困難だったようである．発熱などの身体の変化を家族に記録してもらうことにより，本人の状態を徐々に受け止められるようになった．そしてけいれん・血圧上昇などの身体症状を示し始め，医師から終末期の説明をされる．在宅で看取る確認をし，看取ることができる介護力もあると判断され，看取りに向けてのさらなる指導・援助を行った．

本事例では約 10 年にわたる長期間の関わりのなか，本人・家族・医師・介護職とも連携し，

相互の信頼関係を築き，その間にお互いの性格・思考・価値観，在宅への望み，生活にのぞむものを理解していった．そのベースのうえで，療養者に問題が生じているときには感情的に動揺し適切な行動ができなくなる[14]ことや療養者が亡くなる前から始まる家族の悲嘆[15]を受け止め，家族が望み，家族ができることを模索しながらサポートしたことが看取りにつながったと思われる．

（3）他職種との連携

看護師は異動・退職をした看護師を含め延べ7人が関わっており，常に2～3人が担当となり，看護師自身がひとりで抱え込まないように配慮している．医師とはより密に連携をとり，また，家族が医師から受けた説明をどのように受け止めているかも含め相互に確認をとり，情報の行き違いがないよう留意されていた．介護職も徐々に変化していく状況に不安を訴えており，ともにケアをするなかで相談・支援をしている．

本人・家族を支えるうえで，サポート側の情報共有やサポート側自身のつらさ・思いの共有も大切となる．

3．神経難病とエンド・オブ・ライフケアと情報

1）コミュニケーション

難病の場合，コミュニケーションが困難になる可能性がある．たとえば，ALSにおいてtotally locked-in state（TLS；完全閉じ込め状態）に陥った場合，コミュニケーションが不能となる．生体反応から推測できる面もあるかもしれないが，細かい正確な意思表示は現段階ではむずかしく，治療・療養生活への選択肢をそのときに確認することは困難である．また，療養の長期化に伴う療養者・介護者ともに加齢による認知機能低下，疾患や他の要因での知的障害・意識障害出現の可能性もある．病状の進行に合わせてコミュニケーションへの対応を整えていくとともに，その時々での意思確認を行う必要がある．

2）情報の交通整理

難病は治療が未確立な疾患である．逆をいえば，これから治療が確立されていく可能性もあるともいえるため，療養者・家族は新しい情報を日々模索している．

その情報源は書籍，新聞，インターネット，テレビ，患者会等と多種多様となっている．ただそれが正しいか，都合のよい情報，信じたい情報を無意識に選択していないか，正しくてもその人本人の状態や生活に合っているか，となると話は別で，看護の医療・生活双方の視点で情報の交通整理をする必要がある．

「情報の過剰」「情報の貧困」「処理の限界」は思考を制約するといわれ[16]，情報の過剰がかえって混乱させる点が指摘されている[17,18]．療養者・家族がもっている情報とその理解の程度を確認するとともに，溢れた情報のなかから個別に合った情報を選別できるように支援し，今後必要になる情報を吟味することが必要となる．そして時期・タイミングを見計らい情報を提

供していける準備も並行して行う.

3）看護師，医療者自身の死生観と影響

看護師が倫理的になろうとするならば，自分自身を知らなければならないといわれている[19]．医療者側自身の個人的な宗教観・死生観を自己認識し，療養者・家族に提供する情報への客観性を意識しなければならない．医療職の意見が知らず知らずのうちに意思決定に影響を与えるともいわれており[19,20]，人生をも左右する意思決定であるからこそ，医療職である看護師が与える影響について十分に認識する必要がある.

4．おわりに

「死」は万人にとってリハーサルなしの1回だけである．その人らしさを考え，その人，家族の望む「死」の形を支援するという大原則の下では，神経難病も他の疾患も同様である．ただ，神経難病においては「治療の選択」が予後・生活に大きく影響し，経過もさまざまであり，その治療も医学の発展に伴い選択肢が変化していくと思われる．その瞬間瞬間で療養者・家族にいかに向き合い，その人にとっての最善の生き方を常に考えていければと思う.

【第1章Ⅵ．文献】
1) 厚生労働省：難病対策要綱（http://www.nanbyou.or.jp/pdf/nan_youkou.pdf,2013.11.1）.
2) 長江弘子：患者・家族の生活文化に即したエンド・オブ・ライフケア．ナーシングトゥディ，**28**（3）：8-15（2013）.
3) 松田千春：難病者の看護過程（2）療養行程の看護．（川村佐和子監，中山優季編）ナーシング・アプローチ 難病看護の基礎と実践：すべての看護の原点として．79，桐書房，東京（2014）.
4) 平野優子，山崎喜比古：侵襲的人工呼吸器を装着した筋萎縮性側索硬化症患者の病い経験；ライフ・ライン・メソッドを用いた心理的状態のたどる過程と関連要因．日本看護科学会誌，**33**（2）：29-39（2013）.
5) 信國圭吾，田邊康之：TPPV施行のALS患者の直接死因と予後．難病と在宅ケア，**16**（1）：55-57（2010）.
6) 小長谷百絵：療養行程とその看護（3）意思決定への支援．（川村佐和子監，中山優季編）ナーシング・アプローチ 難病看護の基礎と実践：すべての看護の原点として．163，桐書房，東京（2014）.
7) 水島 裕監：ナーシングムック10難病の理解とケア．26，学習研究社，東京（2002）.
8) 坂井研一：長期入院ALS患者さんの急変時の指示．特集ALSの長期経過予後，難病と在宅ケア，**20**（8）：24-27（2014）.
9) 小長谷百絵：療養行程とその看護（3）意思決定への支援．川村佐和子監修・中山優季編，ナーシング・アプローチ 難病看護の基礎と実践：すべての看護の原点として．165，桐書房，東京（2014）.
10) 水島 裕監修：ナーシングムック10難病の理解とケア．2，学習研究社，東京（2002）.
11) 森 朋子，湯浅龍彦：筋萎縮性側索硬化症患者の心理；人工呼吸器装着の意思決定．IRYO，**60**（10）：637-643（2006）.
12) 松田千春，小倉朗子，友松幸子，ほか：筋萎縮性側索硬化症（ALS）療養者の人工呼吸器装着の意思決定過程と支援のあり方に関する検討．日本難病看護学会誌，**11**（3）：209-218（2007）.
13) 小倉朗子：療養行程とその看護（5）終末期の支援．（川村佐和子監，中山優季編）ナーシング・アプローチ 難病看護の基礎と実践：すべての看護の原点として．173，桐書房，東京（2014）.

14) 森山美知子：家族看護モデル；アセスメントと援助の手引き．107，医学書院，東京（1995）．

15) 宮田乃有：3. 訪問看護師の役割，第3章がんの在宅ターミナルケアのプロセス．コミュニティケア，**15**（13）：50-51（2013）．

16) 乾　敏郎，安西祐一郎編著：認知科学の新展開2　コミュニケーションと思考．164-165，岩波書店，東京（2001）．

17) 真野俊樹：医療経営学から読み解く医療のトピックス No.5 医療情報とインターネットとの関係①メディカルツーリズムの発生．看護，**61**（10）：98-99（2009）．

18) 荻野美恵子：神経難病在宅療養現場の現状と解決課題　勤務医の立場から．厚生労働科学研究費補助金　厚生労働省難治性疾患克服研究事業　特定疾患患者の生活の質（Quality of life，QOL）の向上に関する研究　平成19年度総括・分担研究報告書，322（2008）．

19) 林　葉子：夫を在宅で介護する妻の介護役割受け入れプロセスにおける夫婦関係の受容；修正版グラウンデッド・セオリー・アプローチによる33事例の分析．老年社会科学，**27**（1）：43-54（2005）．

20) Thompson JE, Thompson HO：BIOETHICAL DECISION MAKING FOR NURSES. University Press of America（1992）（山本千紗子監訳：看護倫理のための意思決定10のステップ．179，日本看護協会出版会，東京，2004）．

【第1章Ⅵ. 参考文献】

大竹しのぶ：「生活の整理の仕方」を中心としたALS療養者・家族への支援．コミュニティケア，**13**（13）：51-53（2011）．

田中たか子，重信好恵，管野恭子，ほか：ALS在宅人工呼吸器装着患者の看取りに関する一事例についての考察：在宅療養生活13年6ヶ月．練馬医学会誌，**19**：100-103（2013）．

（大竹しのぶ）

第2章

成長発達やライフスタイルに応じた
エンド・オブ・ライフケアと
チームアプローチ

I. 小児とその家族のエンド・オブ・ライフケア

1. はじめに

　「子ども」と「エンド・オブ・ライフケア（end of life care：EOL）」という組み合わせは，これから未来のある子どものことを考えるとできれば避けたいテーマである．成人では悪性腫瘍での死亡率の増加に伴い，その領域でのEOLについて話題になることも多いが，小児が悪性腫瘍で亡くなる人数は年間約1,000人[1]で，成人に比べると圧倒的に少ない数である．また，「がん」の発生率が大人に比べて低く，集学的治療によってがんと診断された子どもたちの7割は病気を克服し，生存できる時代になっている[2]．そのため，小児緩和ケアについて一般的に検討される機会があまりない．しかし近年，NICU（neonatal intensive care unit；新生児特定集中治療室）の充実や小児科領域の医療の発展に伴い，生まれつき障害をもっている子どもの命も以前より助かるようになり，医療機器をもって地域で生活をする子どもの増加に伴い，訪問看護でそのような子どもに関わる機会は増えてきている[3]．本稿では，子どものEOLに関わる地域での看護師の役割を考えてみたい．

2. 小児緩和ケア

　WHO（World Health Organization；世界保健機関）は2002年に，小児緩和ケアとは緩和ケアの真髄は成人と異ならないが，子どもならではの特別なケアも必要であるとし，「小児のための緩和ケアとは，身体，精神，スピリット（霊性）への積極的かつ全人的なケアであり，家族へのケアの提供も含まれる．それは，疾患が診断されたときに始まり，根治的な治療の有無に関わらず，継続的に提供される．医療従事者は子どもの身体的，心理的，社会的な苦痛を適切に評価し，緩和しなければならない．効果的な緩和ケアとは，家族も含めた幅広い多職種な対応と地域における社会資源の有効な活用を必要とする．必ずしも人材や社会資源が十分でなくても満足のいく緩和ケアを実践することは不可能なことではない．緩和ケアは，三次医療機関でも，地域の診療所でも，そして子どもの自宅でも提供しうるものである」と定義づけられている．そして，子どもの生命を脅かすさまざまな疾患（life-threating illness；LTI）で緩和ケアを必要とされる対象はさまざまで，以下の4つのパターンがあるといわれている[4]．

　①治癒の可能性がある病気だが，治療がうまくいかなくなった子ども：再発小児がん，先天性心疾患など

　②集中治療によって生存期間を延ばしうるが，成人までに死亡すると思われる子ども：デュ

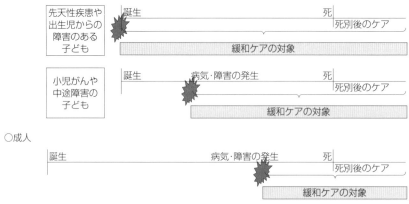

〔前田浩利:亡くなりゆく子どもと家族をどう支える？:小児の在宅緩和ケア.（前田浩利編）地域で支えるみんなで支える実践!!小児在宅医療ナビ，306，南山堂，東京，2013より引用〕

図2-2-1-1　緩和ケアを必要とする期間の比較

シャンヌ型筋ジストロフィなど

③進行性の病気で治癒につながる治療法がなく，おおむね症状の緩和に限られる子ども：代謝疾患，進行悪性腫瘍など

④病状は進行しないが健康状態は脆弱で，全身衰弱や呼吸器感染症などの合併症で早期に死亡してしまう子ども：重症脳性麻痺，嚢胞性線維症（cystic fibrosis）など

それぞれのパターンには特徴があるが，成人のように健康で長い間生きたあと，なにかの疾患に罹患し緩和ケアの対象者とはプロセスが異なってくる（図2-2-1-1）．先天性疾患や生まれつき障害をもつ子は，産まれたときから命を脅かされながら育っていくため，そのときから長期に渡り緩和ケアが必要になってくる．そして在宅では，小児がんの子どもよりもむしろ，障害をもつ子どもへの緩和ケアやEOLを提供する機会が増えてきている．

3．子どもの権利とエンド・オブ・ライフケア

1）子どもの権利条約

子どもが医療上の意思決定をする際に，医療者は必ず親の意思を優先に聞くことがスタンダードになっている．しかし民法では，子どもは親の親権に服するということになっているが，子どもへの医療について親権をもつ親がどのような権利や義務を有するかは明確にされていない．そのため，子どもの医療上の意志決定において親自身の都合を優先したり，子どもに不利益になることを実施することは許容されず，子どもの利益実現をもっとも最優先にするべきである[4]．子どもの権利条約のなかで，病気であっても子どもにとって大切なこととして，以下のことが述べられている[5]．

（1）自己の意見を形成する能力のある児童がその児童に影響を及ぼすすべての事項につい

て自由に自己の意見を表明する権利を確保する．この場合において，児童の意見は，その児童の年齢及び成熟度に従って相応に考慮されるものとする．

（2）児童は，特に，自己に影響を及ぼすあらゆる司法上及び行政上の手続において，国内法の手続規則に合致する方法により直接に又は代理人若しくは適当な団体を通じて聴取される機会を与えられる．

つまり，子どもはどのような成長段階においても，自分の意思を自由に表現することが権利として認められている．

2）子どもの意思決定を支える

筆者の訪問看護ステーションで看取った小児がんの子どもが自ら最期の場所を決めた事例を紹介する．

神経芽腫の5歳のRちゃんは病院が嫌で，いつも家に帰りたいと入院中いっていた．何度も抗がん剤の治療を行い，その度に入退院を繰り返していたが，治療の効果がなく，これ以上の治療を進めるのは困難になったとき，医療者は，自宅に返すことを懸念したが，母親はどうしても家に帰りたいというRちゃんをみて，「Rが決めたから，充分にがんばったから，自宅に帰ります」と自宅での療養を決断した．両親はRちゃんが生まれたあとに離婚しており，母親の祖父母と4人暮らしであった．訪問看護と訪問診療が退院の際に導入された．Rちゃんは自宅に戻っても，訪問看護師にバイタルサインやフィジカルアセスメントはさせてくれたが，それ以外は顔もみてくれないし，話しもしてくれなかった．そして，母親と訪問看護師が話しているとRちゃんは泣き出し，「早くかえって」という態度であった．それは，「もう私は大好きな人とだけいっしょにいればよいから」といっているようであった．その後，母親は，これ以上輸血を行うことは，Rちゃんの負担だから中止したいと考えていたが，祖父母は「なにかできるのであれば，やった方がよいのでは」と意見が分かれ，最期まで輸血を行った．Rちゃんの自宅療養はわずか2週間であったが，家族に見守られ旅立った．母親は最期まで気丈にしていたが，「Rの前では泣かないと決めていたけど，もう泣いてもよいよね」とRちゃんを抱きしめて泣き崩れていた．そして，「病院でも同じような子どもがいたけど，狭い部屋で亡くなっていったのを知っている．やっぱり子どもはお家にいたいと思う．自宅で最期をすごせてよかった」と母親は話してくれた．

Rちゃんの場合は，母親がRちゃんの「家にいたい」という意思を最期まで支えそれを全うしたが，しかしそれは子どもにも権利があるといってもなかなかできることではない．Rちゃんの病院の主治医のように，家に帰ると輸血もできなくなると考え，退院に尻込みする医療者も多いのではないだろうか．子どもの死ということは，家族はもとより，それまで支え続けてきた医療者にも大きく影響がある．

この事例は，子どもの権利をどのように大人が支えていくのかということを深く考えさせられた経験であった．Rちゃんはわずか5歳であったが，自分の意思を強くもっていた．子どもには家族とすごす権利があるとされているが，親や医療者は子どもの気持ちを充分に理解して

いるのかを常に考えて治療や療養場所についての意思決定をしていく必要があると考える.

4. 子どもと家族の成長と発達

1) Family-centered care（ファミリー・センタード・ケア）

小児期の心身の成長発達は人生にとってもっとも活発な時期であるため，子どもへの EOL を提供する医療者は病気の特性はもとより，その子の成長と発達に焦点をあてる必要がある. また，その成長にも個別性がいちじるしくみられる時期であり，LTI の子どもに対しても，個々の成長発達に合わせながら関わることが重要になってくる. さらに，その子の親は若く働き盛りで，これから社会的な役割を担う社会的成長の時期である. 同胞もまた成長時期にあり家族の環境も大きく変化する時期なので，病気をもつ子どもをケアする際には，親・同胞も含めたケアが必要である.

病気をもつ子どもをケアする際に family-centered care（FCC）という概念を用いることが重要である. FCC は，NICU 領域のケアの理念として 1980 年代から重要視されている理論である. FCC とは下記のような統合的なケアシステムである[6].

①出生した子どもを含めた家族をひとつのユニットとしてケアの対象ととらえる.

②新たなメンバーとしての子どもを受け入れ，家族が発展することを支えることを重視する.

③専門職と家族との開かれた信頼し合える関係を基盤に，両者の協動によって展開される.

④専門職は権威者としてではなく，親のよきパートナー，ファシリテーターとして，家族の力を信じエンパワメントとし，ニーズにそった個別的で継続的なサポートを行う.

⑤専門職は両親が自らの力を信じ，最大限に発揮し，子どもに関するあらゆる医学的問題やケアの意思決定，子どものケア全般に，主体的に快く参加することが可能となるようにケアする.

LTI のような子どもの生命を脅かす疾患をもつ子どもに関わる専門職は，家族のケアを含めて考え，単に家族中心のケアととらえるのではなく，対等な立場としてその家族の力を引き出すようなケアが重要である. 地域で LTI の子どもをサポートしていくと，その子・家族の成長に合わせて，さまざまな社会資源が必要となってくる. 訪問看護師には，その地域にあるさまざまな社会資源を子どもと家族につなげていく役割がある.

2) 地域での訪問看護師の役割

ある家族の成長と発達を見通しながら社会資源につないでいる事例をとおして訪問看護師の役割を考えてみたい.

S 君 3 歳. 生後 3 か月に小頭症，喉頭軟化症で中核病院に通院していたが，1 歳のときに突然の心肺停止のために緊急搬送された. 治療後に，気管切開となり，吸引と経管栄養の医療的処置が必要となり訪問看護が導入された. 退院調整には，市の保健師といっしょに参加し，在宅への移行を整えていった.

S君	0歳	3歳	6歳		13歳	16歳	18歳
教育機関	〈特別支援学校〉 発達支援センター		小学部		中学部	高等部	
医療機関	中核病院(定期的通院・リハビリ)						
		支援病院(ショートステイ)					
		クリニック(往診対応)					
	訪問看護ステーション(訪問看護・訪問リハビリ)						
支援機関	市役所(障がい支援課)						
	保健所・保健センター						
	児童館						
福祉機関			児童デイサービス(放課後デイサービス)				
			ホームヘルパー				
	相談支援員						
父	34歳	36歳	39歳		45歳	48歳	51歳
	2児の父	転職					
母	34歳	36歳	39歳		45歳	48歳	51歳
	S君出産	第3子出産	育児(専業主婦)				
兄	3歳	6歳	9歳		15歳	19歳	21歳
	幼稚園	小学校			中学校 受験 高校 受験 大学 成人式		
妹		0歳	3歳		9歳	13歳	15歳
		誕生 ←検診・予防接種→ 幼稚園			小学校	中学校	受験

図 2-2-1-2　S君と家族の成長発達と社会資源

　退院後は，看護師3回/週，リハビリスタッフ1回/週と定期的に訪問し入浴介助やリハビリ，母親が医療的ケアを行えるようサポートしていった．またS君には兄がおり，幼稚園のお迎えのときに訪問を合わせたり，母親が行事などに参加できるように訪問を調整したりした．市の保健師は，予防接種状況を把握し必要な予防接種の計画をし，また市内の発達支援センターから定期的に訪問保育をしてもらうようつなげていった．訪問看護導入1年後，母親が妊娠し第三子を授かった．出産をサポートしてくれる家族が近隣にいないため，母親の実家に帰省し里帰り分娩となった．その際に，S君にショートステイが必要となり，病院のソーシャルワーカーと連携をとり病院を決め，早期に受診し出産予定日を考慮し入院日を決めた．妊娠中は，母親の負担を考慮し連日訪問し訪問回数を増やしケアにあたった．ショートステイの入院時には母親は実家に帰省していたため，訪問看護師は父親といっしょに移送し病院の看護師との連携を図った．出産後は，母親の体調をみながら訪問回数を増やし，妹の検診や予防接種が必要になったとき，往診をしてくれる医師と連携し，妹の乳児期にはできるだけ母親の負担を軽減するサポートを行った．

　今後は，S君と家族の成長に伴い，定期的なレスパイト入院や成長に伴いヘルパー，児童ディサービスの利用開始を計画している（図2-2-1-2）．

3）子どもと家族の成長発達を支援するための社会資源の活用

（1）教育機関

　発達支援センターは，都道府県知事が指定した社会福祉法人か，都道府県自らが業務を行う施設であるが，障害をもつ子どもにとっては生活していく助言や成長発達に社会資源とのつな

がりができるため，とても重要な役割をもっている．S君の場合は，訪問保育を行っているが，今後は特別支援学校に入学する．

　障害をもつ子どもでも，超低出生体重児など小学校入る前に同年齢の子どもとの発達に追いつき，普通学級に入ることができる子もいるので，その子どもの成長発達に応じて親の子育ての希望を聞きながら教育機関を選択していくことが必要になってくる．

　（2）医療機関

　LTIの子どもが病院との関わりがまったくなくなることはまれである．そのため，主治医との関わりも重要になってくる．身体の成長に伴い，薬の量や食事の量の調整などを医師に相談しながら変更していく必要がある．また，S君の場合は兄妹から感染し肺炎等を起こし入院することもあるため，できるだけ元気で自宅で療養するサポートも行うことも必要だが，入退院時の看護師同士の連携を必要である．障害をもつ子どもには，発達に応じたリハビリが需要になってくる．在宅と病院のリハビリスタッフの連携も発達に伴い重要である．また介護負担や同胞との旅行などのために，ショートステイを利用できるように，地域でレスパイトができる施設と連携し，必要時に利用できるように整える必要がある．

　（3）保健行政機関

　行政や保健センターとの関わりはLTIの子どもと家族にとって，行政からのサポートが受けられる窓口のためたいへん重要になってくる．前述したように，保健師には予防接種や検診の調整や，小児慢性疾患の対象者や，身体障害者手帳，療育手帳，各種申請を依頼することがある．また，市役所の障害支援課でバギーやカーシートなどの申請を行う必要がある．成長に伴い，必要なサポートを受けており，それをつないでいくこともサポートする専門職の役割である．

　（4）福祉機関

　児童デイサービス，訪問介護のサービスは，子どもの疾患や状況に応じて異なるが，LTIの子どもの成長過程のなかで家族を支えるために，重要な機関である．

　上記のような，社会資源がない地域もあるため，その地域の資源を把握し，地域のなかで必要な資源の必要性を声にしてつくっていく必要がある．

5．地域で行う子どもと家族のグリーフサポート

　子どもの死は，その家族のこれからの形を大きく変化させるのはいうまでもない．親にとって子どもの死は未来を失うこととあるように，いままで描いていた夢が砕かれることであり，親やその家族にとってどれだけ痛みを伴うか計り知れない．

　LTIの親は幾度も喪失（loss）を経験している．たとえば，医療者から「○歳までは生きられない」など告知されたり，「障害をもつ子を育てるだけでもたいへんで普通の生活が出来ないだろう」と，その子が生まれる前に思い描いていた人生と大幅に方向転換をしなくてはならないといった喪失感を感じている．LTIの子どもは，身体的に脆弱で，いつ命が断たれるか分からない．訪問看護師には，予期的なグリーフを感じながらその家族が子育てをすることが中心の

人生だけではなく，親や同胞それぞれの人生もいっしょに考え，LTIの子どもを地域で育てていくという考えが必要である．

筆者が小児科病棟に勤務していたときに，染色体異常で出生したK君がNICUから転棟してきた．K君は5歳まで生きることがむずかしいだろうと医師からいわれていた．田舎の農家に嫁いだ母は嫁ぎ先の親戚に「うちの家系にはこんな異常の子どもを産んだ人はいない」といわれ，母親は「自分のせいでこんな命の短い子どもを産んでしまったのだろうか」といつも自分を責めていた．3歳になるころまで，K君は感染症で時折入退院を繰り返していた．あるとき母親が，「Kがこんなだから，もう子どもは産まない方が良いのか」と医療者に相談があった．担当医が両親に染色体検査を勧めた結果，特に下の子を産むことには問題ないと判断され，その後，K君には弟と妹ができた．

先日，数十年ぶりに会って話をする機会があった．母親は「5歳までしか生きられないといわれていたけど，成人式を迎えることができた．下の子どもたちもKのおかげで優しい子どもに育ってくれた．きっと，Kが病気がちだったから下の子に寂しい思いをさせていたと思う．お義母さんにもさまざまと助けてもらったから．Kはなにも喋らないけど，いつもそこで静かにいてくれて，お地蔵様のよう．他の子の子育てをしてイライラしているときも，Kの顔をみると優しくなれた．私の人生を豊かにしてくれた」と笑顔で話してくれた．

看護師としてLTIの子どもと家族と関わっていると，K君の母親のように，LTIの子どもを産んだからこそ自分の人生を豊かにしてくれたという母親の言葉を聞くことがある．このように，人生における大きな危機的体験や非常につらくたいへんな出来事を経験するなかで，さまざまな心の葛藤などがあり，そのつらい出来事から自分自身のなかでよい方向，成長を遂げるような方向に変化するといったことを意味するpost-traumatic growth（PTG；心的外傷後の成長）という考え方がある[7]．もちろん，LTIの子どもを育てていくなかでさまざまな困難もあると思うが，家族がそのような成長ができるようなサポートをしていくことが重要になる．

6．おわりに

小児のEOLは，さまざまな疾患や家族背景があるが，疾患や障害をもちながらも成長しながら生き続けている子どもを尊重しケアをし続けることが大切である．また，「子どもだから自分では決められないだろう」と大人が決めつけたり，大人の都合で子どもの権利が失われないように子どもと家族に関わることが大切である．

今回3事例を挙げて，子どものEOLについて考えてみたが，どの事例も筆者が実践の場で経験し考えさせられた事例である．小児領域だけにいえることではないのかもしれないが，身体的・精神的に成長がいちじるしいLTIの子どもたちには，成長の状態も考慮し，子どもとその家族に必要なサポートはなにかを問いながら日々ケアをし続けることが専門職としての看護師の役割であると考える．

【第2章Ⅰ. 文献】
1) 前田浩利：亡くなりゆく子どもと家族をどう支える？；小児の在宅緩和ケア．（前田浩利編）地域で支えるみんなで支える実践!!小児在宅医療ナビ，306，南山堂，東京（2013）.
2) 細谷亮太：小児の緩和ケアの開始（いわゆるギアチェンジ）．ターミナルケア，**12**：85-87（2002）.
3) 在宅医療（その2）．1. 訪問看護について，中医協　平成25年5月29日（http://www.mhlw.go.jp/stf/shingi/2r98520000032e8y-att/2r98520000032ee0_1.pdf/, 2013.11.15）.
4) Ann Goldman, et al.：Oxford textbook of palliative care for children. Oxford university press, UK（2006）.
5) International children's palliative care network：The ICPCN Charter（Japanese）（http://www.icpcn.org/icpcn-charter/, 2013.11.15）.
6) 木下千鶴：NICUにおけるファミリーセンタードケア．日本新生児看護学会誌，**8**（1）：59-67（2001）.
7) Calhone LG, Tedeschi RG：Facilitation posttraumatic growth：A clinician's guide. Lawrence Erlbaum Associates, Mahwah, NJ（1999）.

（福田裕子）

Ⅱ. 高齢者とその家族のエンド・オブ・ライフケア

　超高齢社会におけるわが国は多死時代に突入する．高齢者の終末期の経過やケアニーズは多様であり，そのニーズに沿ったエンド・オブ・ライフケアが求められる．また，そのケアには，高齢者の終末期における意思決定を助けるケア，各症状を緩和するケア，デスマネジマント，家族ケア，グリーフケア等，多方面で質の高いケアが求められる．

1. 高齢者のエンド・オブ・ライフケアの特徴

1）高齢者にとって終末期の意義

　わが国の平均寿命は男性80.21歳，女性86.61歳（2013年）で，世界のトップクラスである[1]．また，高齢者の割合（2013年の総人口に占める65歳以上の高齢者割合）は25.1％で世界最高となっており，しかも年間0.5ポイント程度増加している[1]．一方，死亡率においては，40歳以降年齢とともに上昇している[1]．これより，日本におけるエンド・オブ・ライフケアの対象者は圧倒的に高齢者が多い．

　老人期は人生最後の時期であり，Erikson E. H.の唱える「人生の統合」の発達課題をもつ．高齢者は，加齢に伴う老性自覚や，社会や家庭での役割の喪失などからくる自己縮小感や絶望感を，自らの叡知により克服し続けることで成長し適応していく[2]．高齢者にとっては終末期をどうすごすか，その時期に統合が図れるかどうかは大きな課題となる．

２）高齢者の終末期の特徴

　日本老年医学会では，終末期を「病状が不可逆的かつ進行性で，その時代に可能な限りの治療によっても病状の好転や進行の阻止ができなくなり，近い将来の死が不可逆となった状態」[3]としている．しかし，現実には，高齢者の死に至る過程はきわめて多様かつ複雑であり，そのことが終末期かどうかの判断を困難にしている[4]．がん末期の場合，比較的長く機能が保たれ，いったん機能が低下すると単純な経過をたどることが多く，死亡時期の予測がある程度可能である[4]．それに対して，心不全や呼吸不全等の臓器不全の場合は，寛解と増悪を繰り返しながら機能が低下して亡くなる．認知症や虚弱の場合は要介護状態が長期間続いて死に至るとされる[4]．

３）高齢者の終末期ケアニーズの特徴

　終末期においては，その経過によって症状の出現やケアニーズが異なるため，さらに詳細な時期が区分される．島内らは，終末期を，「ケア開始期」「小康期」「臨死期」「死別後」の４期に分けている[5]．「ケア開始期」は終末期と判断され終末期ケアを開始して約７日間，「小康期」は状態が安定している時期（開始期と臨死期を除く生存時期），「臨死期」は死の直前約７日間，「死別期」は死別後３か月グリーフケアを行う時期とされている[5]．島内らは，がん高齢者と非がん高齢者の終末期における経過別にみたケアニーズの違いについて報告している[6]．これによると，がん高齢者は終末期の開始期から小康期にかけては，「疼痛コントロール不良」へのニーズが高く，非がん高齢者では，開始期で服薬管理相談や介護技術のニーズが高いと述べている[6]．また，共通のニーズとして，基本的ニーズ（日常生活動作や排泄，睡眠等），ペインマネジメント，疼痛以外の苦痛や症状のマネジメント，心理・精神的援助，スピリチュアルペインへの援助，デスマネジメント，家族・親族との関係調整，喪失・悲観・死別サポート，ケア体制の確立等がある[6]．島内らは，時期別にこれらのケアニーズに対応したケア実施，アウトカム評価を組み入れたケアプログラムを開発している[6]．

２．高齢者の終末期をめぐる課題

１）高齢者の意思表明にまつわる問題

　わが国では，死亡が確認されるまではあらゆる医療技術を投入すべきという考え方がいまだ根強い．一方で，回復が見込まれる病態であっても「もう歳だから」という理由で親族が高齢者の治療を辞退することがあり，医療従事者もそれを容認するという実態もある[4]．したがって，その高齢者にとって真に最善の医療やケアとはなにか，どうすればよいかを終末期に関わる医師，看護師，他職種者は充分検討する必要がある．

　倫理原則のひとつに，「自律尊重」がある．これは，「個人の価値観と信条に基づいて自己の意見をもつ権利，選択する権利，そして，行為する権利を認める」[7]ことを重視する．終末期において，ケアに関わる者は，高齢者個人の価値観をアセスメントする必要がある．この場合，自分で意思表明ができるかが問題となる．加齢に伴い認知症を合併する高齢者や脳血管性疾患

により高次機能障害をもつ高齢者は増加している．これらの高齢者は明確に他者に意思表明することが困難で，どのようにして意思を確認するかが課題となる．

2）高齢者の意思表明を助けるケア

　近年，高齢者に延命治療をどこまで行うかの議論も多くなっている．胃ろう造設を含む経管栄養や気管切開，人工呼吸器装着などは慎重に検討されるべきである[4]．最近では本人・家族のための意思決定プロセスノート[8]が登場し，高齢者の人工栄養についての知識をわかりやすく解説し，高齢者本人や家族が意思決定できることを助けるノートが出版されている．このノートがあれば，高齢者は意思表明可能な時期に考え，言語化しやすいといえる．しかし，意思表明できる時期に決定し書かれたものが，認知症や終末期になっても変わらずにいられるかが疑問となる．

　筆者ら[9]は認知機能が初期から中等度障害の5人の要介護高齢者に面接調査を行い，終末期の意思表明を確認することに成功した．調査開始時は，言葉がなかなか理解できなかったが，何回も本人と接してなじみの関係を築くなかで，理解できるようになった．情報収集は，①いままで大切にしてきたこと（過去），②残された人生をどう生きたいか（現在），そして，③終末期における希望の順で行った．認知症をもつ高齢者に将来のことを唐突に聞きだすことは困難と考えたからである．結果，いままでの人生では「人とのつながり」を大切にし，「努力して懸命に働かれてきた」こと，そして，残された人生でも，「家族と友人とつながっていたい」「自分でできるだけしたい」というニーズをもっていることがわかった．そして，終末期の希望では，「家族に看取られたい」という者は多く，延命処置については，「したくない」とはっきりいう者もいれば，回答拒否する者，「そのときになってみないとわからない」と答える者もいた．今回，認知症をもっていてもコミュニケーションを工夫すれば，意思が確認できる可能性があるということが分かった．高齢者は，「人とのつながり」をなによりも大切にし，終末期においても孤独を避けたいと願っている．したがって，ケアに携わる者は，高齢者の終末期においては，常に声をかけ，孤独にしない配慮が求められる．また，高齢者の意思をその都度，確認する必要もある．言語化できる段階では，言語化を助け，できない段階になっても，回想法やライフレビューなどのナラティブアプローチのなかで，いままでの価値観と終末期の希望を引き出し，表現を助けるケアが求められる（表2-2-2-1）．

3．高齢者の終末期ケアの実際

1）終末期をすごす場所

　わが国はかつて8割以上の人が自宅で亡くなっていたのに対し，近年では逆に8割以上の人が病院で亡くなるようになった[4]．高齢者自身の希望は自宅で亡くなりたいと思う者が多い．しかし，65歳以上の高齢者世帯の過半数は独居もしくは夫婦のみであり，高齢者の死を自宅で看るには，在宅サービスの利用や自宅でも病院でもない第三の場所（生活の場としての福祉施

第2部・第2章　エンド・オブ・ライフケアとチームアプローチ　　131

表 2-2-2-1　認知症高齢者の終末期における希望

属性	コード	具体的発言
A氏　女性 （Ⅲa）90歳代	家族に看取られて死にたい そのときまで決めたくない そのとき勝負でいい	・家族が見守ってればいいんじゃねえん ・それはそんとき勝負、だってどうなるか分かんねーもん
B氏　女性 （Ⅲa）70歳代	家族に看取られて死にたい まだ分からない、まだ決めたくない 手間をかけるかもだが自分のことは自分でやりたい	・家族さんとか居てほしいかね？ →「そりゃ当たり前でしょ」 ・……まだ分かんないんね 子供にさしたことは自分でもやりたい
C氏　女性 （Ⅲa）70歳代	場所はどこでもいいから家族に看取られて死にたい	・まぁあたしはこういうところで一生すごしたっていいなって思ってるんだよね ・まぁ家族に看取られて死にたいやね
D氏　女性 （Ⅰ）90歳代	回答拒否	・もうおしまいにしましょう
E氏　女性 （Ⅲa）80歳代	場所はどこでもいいから家族に看取られて死にたい 延命治療はしたくない いま感じている幸せを思いながらぽっくり逝けたらいちばんよい	・あたしは家でもここでもどこでもいいと思う ・孫と子どもの顔さえみれば、それでもう満足 ・延命治療だけは本人に対してかわいそう、だからやってくれない方がうーんと親孝行 ・いま幸せだと思ってる…（略）…そう思ってて、こうなればいちばんいいと思う

（　）は厚生労働省の認知症高齢者の生活自立度

設）の利用が求められることもある．さらに，自宅や施設でがんばっていても，疼痛や呼吸困難などの終末期に特有の症候に対応しきれずに，病院搬送される高齢者も多い．また，終末期をすごす場所は，高齢者や家族の条件だけでなく，ケアシステムや専門職の質にも影響される．したがって，在宅や施設，病院を含む関係職種の連携，チームアプローチが必要となる．

2）高齢者の終末期を支える在宅ケア

（1）症状に対するケア

高齢者の終末期で頻発する症状には，疼痛，呼吸困難，錯乱/せん妄，食欲不振，うつ，便秘，悪心/嘔吐，不安，褥瘡がある[10]．高齢者であってもこれらの症状による苦痛は緩和されなければならない．

①疼痛：まず，疼痛のアセスメントを行う必要がある．高齢者の場合，遠慮して訴えない，認知症や言語障害等により，うまく他者に訴えることができない者が多い．言葉で表現することができない認知症の方の疼痛測定のために，日本版アビー痛みスケールがある[11]．これは観察で，本人の痛みを数量化予測できる尺度である．評価項目は6項目（声をあげる，表情，ボ

ディランゲージの変化，行動の変化，生理学的変化，身体的変化）であり，それぞれ，なし0点，軽度1点，中程度2点，重度3点と点数化されている．そして，その合計で痛みなし0〜2点，軽度3〜7点，中程度8〜13点，重度14点以上と総合評価され，①慢性疼痛，②急性疼痛，③慢性疼痛の急性増悪か判定する欄も設定されている[11]．鎮痛薬の使用は，WHOで規定されている段階的除痛を行うのが原則であるが，高齢者の場合，副作用の出現，他疾患をもっているために，原則どおりにいかない場合がある．また，複数の薬物を服薬しているため，薬物の相互作用や他疾患との関連を知ったうえで，投薬計画を立てなければならない[12]．多くの場合，比較的緩やかな鎮痛薬が使用されるが，痛みが充分とれていないことを考慮し罨法やマッサージ等のケアを行う．

　②食欲不振，悪心/嘔吐：高齢者の場合，悪液質症候群のほかに，口腔合併症（口腔内のただれ，義歯の不具合，口腔内乾燥等），嚥下障害，味覚障害等を伴う．誤嚥防止のために，上体を起こし，基本的には本人の好きな物を提供するが，口腔粘膜に張り付きやすいもの，窒息しやすいものは避ける．高齢者は口あたりのよいゼリーや水羊羹，新鮮な果実，さしみ等を好む傾向にある．時間は規定せずに，好きなときにいつでも食べるように勧め，要求したらいつでも食事を出せるようにする．また，高齢者は他者といっしょに食べることを好む．本人は食べられなくても，雰囲気を楽しみ，人とのつながりを感じ安心できる．

　④便秘：高齢者は食事や水分摂取量の低下，鎮痛薬の副作用で便秘になりやすい．下剤は非薬物介入（マッサージや便座に座らせる，水分摂取，食物繊維の多い食品の摂取等）が効果を発揮しない場合に使い，緩下薬から使用する．刺激性の下剤は乱用しないようにする．便の停滞，イレウスあるいは腸閉塞の疑いのある場合，下剤は投与しない．

　⑤うつ・不安・せん妄：高齢者は孤独と喪失の連続であり，少しの揺らぎが，大きな不安を起こし，容易にうつ状態となる．また，急にせん妄状態になることもある．認知症は徐々に症状が悪化するので，鑑別が必要である．但し，せん妄をよく起こす高齢者は認知症発症のリスクも高く，うつ状態と認知症を合併しているケースもある．できるだけ，穏やかで，心地よい環境にし，絶えず，声をかけ，ひとりではないと感じる雰囲気をつくる．

　⑥褥瘡：高齢者はもともと低栄養や貧血の者が多いため，容易に褥瘡ができやすい．その予防として，徐圧マットの使用，そして，スキンケアをまめに行う．入浴ができる状態であれば，負担にならないように，シャワーチェアや浴室車いすを使用し，適宜，シャワー浴にする．陰部や殿部は汚染されやすいので，陰部洗浄を行う．浮腫の軽減，清潔の保持，安楽を図るために足浴や手浴は欠かせない．高齢者の肌は脆弱であるので強くこすらない．皮膚のバリア機能も低下しているので，刺激の少ない保湿薬を使う．

　(2) デスマネジメント・家族ケア

　日本人の死生観は，人々のつながりを大事にし，そこで起きる死を「別れ」として理解する，身体に起きる死を確認することにより「別れ」としての死を認める[13]．そして，高齢者は人生の最後の時期におり，死を身近なものとして意識する．息子や娘にとって，年老いた親の死はいずれくることは分かっていても，すぐに認めることができないものである．そのために，高

齢者自身と家族側の死に対する意識のギャップが生まれる．エンド・オブ・ライフは人生の最期というだけでなく，人生の目的，人生の完成ともいえる[13]．人生を全うするためには，終末期のケアに参加する家族が看護師，介護職員，ケースワーカー，リハビリ専門職，医師等の支えを受け，本人のこれまで生きてきた経過を把握し，最後の幕引きをいっしょに演出できるかが問われる．そのために，ケア開始から，これから起こりうることを予測し，計画的に，かつ，タイムリーに家族に対して死の教育や準備を行う必要がある．また，揺れ動く気持ちに対して，その都度寄り添っていくことも求められる．

（3）グリーフケア

看取りが終わると，葬式の準備，自治体への死亡診断書・死亡届の提出，お墓の準備等，さまざまなことをしなければならない．家族が高齢者の場合，それが負担となり，ときにはできないことも十分に考えられる．介護で疲れ切った場合はなおさらである．この場合は，休める場を提供し，飲み物や食事を用意して休んでもらうことも必要となる[14]．また，49日を過ぎると，家族は疲れや寂しさが募ってくる[14]．残された家族が高齢者の場合，それを機に閉じこもりやうつ状態となる可能性がある．看取り後の「おくやみ訪問」は，家族の故人への別れの決着，心身のケア，近所の関わりや地域活動などにつなぐ社会的な意義として行われる[14]．

4．まとめ

高齢者の終末期の経過は多様であり，疾患だけでなく，その人の生活様式や価値観も加味して，その人らしい人生の統合を図る必要がある．終末期各期において各ニーズを見逃すことなく，多職種と連携を迅速にとり，タイムリーなケアを行う．認知症や障害をもつ高齢者には，意思決定できないからといって，すぐに家族に依存するのではなく，コミュニケーションを工夫し，真意を予測し確認するケアが必要となる．また，家族に対しても心情を汲み取りながら，死の準備・教育，グリーフケア等のケアを提供する．

【第2章Ⅱ．文献】

1) 厚生労働統計協会編：厚生の指標　増刊　国民衛生の動向 2014/2015．**61**（9）：11，63（2014）．
2) 奥野茂代，大西和子：老年看護学．第4版，46，ヌーヴェルヒロカワ，東京（2013）．
3) 日本老年医学会編：高齢者ケアの意思決定プロセスに関するガイドライン．38，医学と看護社，千葉（2012）．
4) 飯島　節：高齢者の終末期の特徴と現状．エイジングアンドヘルス，**22**（2）：12-15，公益財団法人長寿科学振興財団，愛知（2013）．
5) 島内　節，薬袋淳子：在宅エンド・オブ・ライフケア（終末期ケア）：利用者のアウトカムと専門職の実践力を高めるケアプログラムの応用．11-17，イニシア，東京（2008）．
6) 島内　節，鈴木琴江：在宅高齢者の終末期ケアにおける経過時期別にみた緊急ニーズ．日本看護科学学会，**28**（3）：24-33（2008）．
7) Davis AJ, Tschudin V, Raeve L 編：看護倫理を教える・学ぶ；倫理教育の視点と方法．（小西恵美子監訳，和泉成子，江藤裕之訳）49，日本看護協会出版会，東京（2008）．
8) 清水哲郎，会田薫子：本人・家族のための意思決定ノート；高齢者ケアと人工栄養を考える．医学と

看護社，東京（2013）．

9) 中澤　彩，相場健一，内田陽子，ほか：施設に入所している認知症を持つ高齢者の価値観；今までの
こと，これから大切にしたいこと，終末期の希望．日本認知症ケア学会誌第14回日本認知症ケア学
会大会プログラム・抄録集，**12**（1）：250（2013）．

10) 岡田玲一郎監訳：高齢者の end-of-life ケアガイド．48-55，厚生科学研究所，東京（2004）．

11) Takai Y, Yamamoto-Titani N, Chiba Y, et al.：Abbey Pain Scale：Development and validation of the Japanese
version. *Geriatric Gerontology*, **10**：145-153（2010）．

12) 松本　勲，菊池博達，白石正治：高齢者の痛みコントロール．22，永井書店，大阪（2007）．

13) 清水哲郎：日本人の死生観を踏まえた意思決定のあり方．エイジングアンドヘルス，**22**（2）：19-21
（2013）．

14) 堀内ふき：家族ケア・グリーフケア．エイジングアンドヘルス，**22**（2）：22-24（2013）．

（内田陽子）

III. ひとり暮らし高齢者の エンド・オブ・ライフケア

1．ひとり暮らし高齢者の増加

　超高齢社会を迎えたわが国では，高齢者の子どもとの同居は減少し，ひとり暮らし高齢者が
増加傾向にある．図2-2-3-1 は，ひとり暮らし高齢者の動向を示したものである[1]．1980 年に
はひとり暮らしの高齢者は男性約 19 万人，女性約 69 万人，高齢者人口に占める割合は男性
4.3%，女性11.2%であった．それが，2010 年には男性約 139 万人，女性約 341 万人に急増し，
高齢者人口に占める割合は男性 11.1%，女性20.3%となっている．2010 年のひとり暮らしの高
齢者の数は，女性が男性の約 2.5 倍となっており，男女の数に差が生じている．

　さらに，2035 年には，ひとり暮らし高齢者は男性約 261 万人，女性約 501 万人にまで達する
ことが推計されており，ひとり暮らし高齢者のエンド・オブ・ライフケアのニーズはますます
高まっている．

2．ひとり暮らし高齢者の特徴

　夫婦のみ世帯などのその他の世帯と比較したひとり暮らし高齢者の特徴として，60 歳以上の
高齢者の会話の頻度（電話や E メールを含む）は，全体では毎日会話をしている者が 9 割を超
えるが，ひとり暮らし世帯については，「2～3 日に 1 回」以下の者も多く，男性の単身世帯で
28.8%，女性の単身世帯で22.0%となっている[1]．

第2部・第2章　エンド・オブ・ライフケアとチームアプローチ

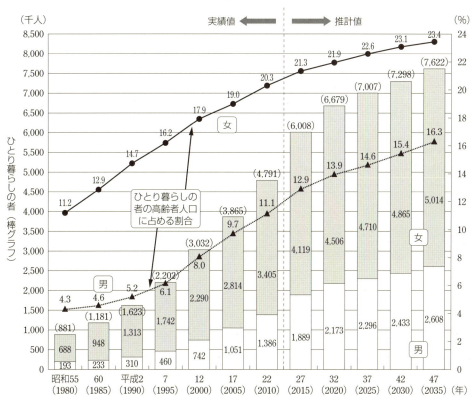

図2-2-3-1　ひとり暮らし高齢者の動向

　一方，近所づきあいの程度を「つきあいがほとんどない」「あいさつをする程度」「親しくつきあっている」の3分類でみると，ひとり暮らしの男性は「つきあいがほとんどない」が17.4%と高く，逆にひとり暮らしの女性は「親しくつきあっている」が60.9%ともっとも高くなっている[1]．全体的に女性の方が男性よりも近所づきあいが活発なことが分かる．

　だれにも看取られることなく亡くなったあとに発見される死，いわば孤立死（孤独死）を身近な問題だと感じる（「とても感じる」と「まあ感じる」の合計）人の割合は，60歳以上の高齢者全体では2割程度だが，単身世帯では4割を超えており[1]，ひとり暮らし高齢者にとって孤立死は大きな不安要素となっていることが示唆されている．

　転じて，ひとり暮らし高齢者の背景をみると，婚姻歴がない人，離婚経験のある人，配偶者と死別した人などさまざまであり，ひとり暮らしの期間も個人によって異なる．また，ひとり暮らし高齢者と家族の交流をタイプ分けすると，①まったく身寄りがない，②家族や親族はい

るが，ほとんど関わりがない，③キーパーソンとなる家族はいるが，介護にほとんど関われない，④キーパーソンとなる家族がおり，介護にも多少関われる，がある[2]．

3．ひとり暮らし高齢者の住まい

地域包括ケアシステムの構成要素のひとつとして，「住まいと住まい方」が挙げられている[3]．ひとり暮らし高齢者の住まいとしては，自宅のほかに有料老人ホーム，サービス付き高齢者向け住宅など，多様な場所が考えられる．各住まいにおいて，入居のしやすさ（待機者数），生活スペース（居室，共同利用部分），食事・介護・医療サービスの提供体制などが異なっている．ひとり暮らし高齢者のエンド・オブ・ライフを見据えつつ，高齢者の自立度や費用負担に応じて住まいを選択していくことが重要である．

60歳以上の高齢者の身体が虚弱化したときに望む居住形態については図2-2-3-2のとおり，「自宅に留まりたい」（「現在のまま，自宅に留まりたい」と「改築のうえ，自宅に留まりたい」の合計）は，わが国では全体の約3分の2となっており，韓国やアメリカに比べて低い数字になっている[1]．さらに，他の国に比べると「病院に入院したい」とする割合が高く，医療面での安心を求める日本の高齢者の特徴がうかがえる．

高齢者の尊厳の保持と自立・自律した生活を支援し，可能な限り住み慣れた地域での生活が継続できることを目指す地域包括ケアの理念のもと，どのような場においても必要な医療，介護，生活支援が保障され，エンド・オブ・ライフケアが享受できる社会が実現されることは，喫緊の課題である．

4．ひとり暮らし高齢者の生活上の課題

エンド・オブ・ライフケアとは，「診断名，健康状態，年齢にかかわらず，差し迫った死，あるいはいつか来る死について考える人が，生が終わるときまで最善の生を生きることができるように支援すること」と定義されている[4]．この定義に基づくと，高齢者においては介護予防の段階からエンド・オブ・ライフケアの対象となると考える．そこでまず，ひとり暮らし高齢者が抱える生活上の課題について概観する．

1）高齢者の視点から見た生活上の課題

2012年に実施されたひとり暮らし高齢者支援ニーズ調査[5]では，一市町村の75歳以上のひとり暮らし高齢者（自立高齢者もしくは要支援高齢者が含まれる）を対象に，日常生活で困っていることについてアンケート調査を行っている．有効回答数は379件で，22種類の生活行動について困る程度を，3点（とても困る）から0点（全く困らない）で回答を求めた．その結果，3点と2点の合計割合が10％以上の生活行動として，「家の中の修理，電球の交換，部屋の模様がえ」（41.7％），「自治会活動」（34.0％），「掃除」（19.7％），「買い物」（16.7％），「散歩・外出」

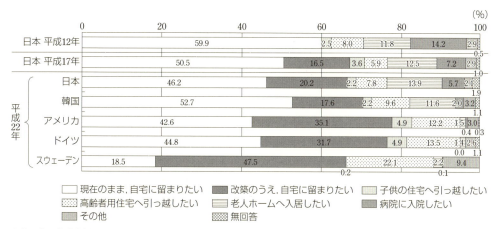

資料:内閣府「高齢者の生活と意識に関する国際比較調査」(平成12年,平成17年,平成22年)
(注)対象は,60歳以上の男女
〔内閣府:平成26年度版高齢社会白書 図1-2-6-2〕
図 2-2-3-2　虚弱化したときに望む居住形態

(15.0%),「食事の準備・調理・後始末」(14.7%),「通院」(14.2%),「ごみだし」(12.0%),「薬をのむ・はる・ぬる」(10.9%)が示されている.

「家の中の修理,電球の交換,部屋の模様がえ」といった生活のなかで間歇的・突発的に発生する活動から,「掃除」「食事の準備・調理・後始末」「薬をのむ・はる・ぬる」などの日々の活動,「買い物」「散歩・外出」「通院」「ごみだし」などの移動や荷物の運搬を伴う活動に,ひとり暮らし高齢者が困難を抱えていることが示唆される.

2)行政の視点からみた生活上の課題

2012年に全国の自治体を抽出して実施された,ひとり暮らし高齢者および高齢者のみ世帯の生活課題に関するアンケート調査(回答数は270自治体)[6]では,80%以上の自治体が課題として想定しているものとして,「緊急時の避難支援(96.7%)」「成年後見(金銭管理,サービス申請等含む)(95.2%)」「外出(通院・買い物)支援(94.1%)」「社会からの孤立(閉じこもり)(91.9%)」「要支援・要介護認定のない高齢者への支援(食事,掃除,洗濯等)(91.1%)」「別居家族,親族等からの虐待(金銭的,精神的,身体的)(88.9%)」「老々介護(88.2%)」「突然死(孤独死,孤立死)(84.1%)」「経済的困窮(81.5%)」が示されている.

行政は,高齢者の安全な生活や権利擁護に関する事柄を,ひとり暮らし高齢者および高齢者のみ世帯の生活課題として高い割合で認識していた.

3)認知症高齢者の抱える生活上の課題

認知症高齢者では,中核症状である記憶障害,見当識障害,実行機能障害などにより,金銭の管理,火元の管理,家屋の衛生管理,身体の清潔,服薬管理,ペットの世話などが困難にな

りやすく，また，悪質業者による消費者被害や詐欺被害の危険にさらされやすい．そのため，別居している家族が心配したり，地域住民から苦情が出たりすることにより，認知症高齢者の意思に反して施設入所が検討されることがある．

認知症を有していても地域包括ケアの理念に則り，可能な限り住み慣れた地域で生活することが保障されるよう，フォーマルケア，インフォーマルケアの双方を活用して支援体制が構築される必要がある．

5．ひとり暮らし高齢者のエンド・オブ・ライフケア

前述のひとり暮らし高齢者の生活上の課題より，ひとり暮らし高齢者のエンド・オブ・ライフを支えるには，「掃除」「食事の準備・調理・後始末」「買い物」などの生活援助に加え，「緊急時の避難支援」「成年後見制度」などの安全な生活と権利擁護のための支援，「身体の清潔」「服薬管理」などの健康・医療ニーズに対する支援が統合的に行われる必要があるといえる．

1）ひとり暮らし高齢者の安定した生活を支えるケア

ひとり暮らし高齢者の安定した生活を支えるためには，フォーマルケア，インフォーマルケアの双方を活用することが必須である．同居家族が存在すれば，「掃除」「食事の準備・調理・後始末」「買い物」などの生活援助を受けることが可能な場合があるが，ひとり暮らし高齢者の場合は，訪問介護などのフォーマルケアや別居の家族，知人・友人などのインフォーマルケアによって，生活上の困難を解決していく必要がある．

ひとり暮らし高齢者の支援において，高齢者のさまざまな相談を受け，制度やサービスの利用につなげる総合相談の窓口である地域包括支援センター，要支援者・要介護者が心身の状況に応じて必要なサービスが利用できるように連絡調整を行う介護支援専門員（ケアマネジャー）の役割は大きい．

また，自治体が介護保険の横出しサービスとして行っている独自の在宅高齢者サービスの活用は，要介護認定者以外も利用できるものやひとり暮らし高齢者に適用されるものもあり，有用である．表2-2-3-1に，各市町村が行っている独自の在宅高齢者サービスの例を示す．自治体によってサービスの種類，費用，利用条件などはさまざまである．各自治体で行われているこれらのサービスを，行政職員や介護支援専門員だけでなく，ひとり暮らし高齢者に関わる看護職，介護職が熟知し，適切な情報提供を行うことは，高齢者の生活の質を高め，経済的負担を軽減することにつながる．

介護保険利用者においては，ケアマネジャーを中心に，その人にあった訪問系サービス，通所系サービス，住宅改修を提案する．訪問介護，訪問看護，通所介護（デイサービス）のほか，利用者の選択に応じて，施設への「通い」を中心として，短期間の「宿泊」や利用者の自宅への「訪問」を組み合わせることができる小規模多機能型居宅介護や看護小規模多機能型居宅介護，利用者の心身の状況に応じて定期的な巡回や随時通報への対応を行う定期巡回・随時対応

表 2-2-3-1　各市町村が行っている独自の在宅高齢者サービスの例

サービスの種類	概要
紙おむつの支給	紙おむつを使用している人，寝たきりの状態にある人に対して，紙おむつや尿取りパッドの支給，購入費の補助を行う．
配食サービス	調理，買い物が困難な人に食事を配達する．また，配食することを通じて，高齢者の安否確認を行う．
訪問理美容サービス	要介護状態などにより，理容室や美容室に行くことが困難な人に対して，訪問による理美容の費用を負担する．
寝具乾燥サービス	寝たきり，ひとり暮らしなどにより，寝具の自然乾燥を行うことが困難な人に，寝具の乾燥消毒，丸洗いなどのサービスを行う．
移送サービス	車いす利用，寝たきりなどにより，移動が困難な人に対し，通院などの外出時に送迎サービスを実施，あるいは送迎にかかる費用を負担する．
緊急通報装置の設置	ひとり暮らしの高齢者などが，緊急時に連絡するための電話機型やペンダント型の通報装置を設置する．緊急時にボタンを押すと消防署やあらかじめ登録されている連絡先に通報される．
徘徊対応サービス	徘徊のおそれのある認知症高齢者に，位置情報システム装置の貸与や利用料金の負担をする．
ホームヘルパーの派遣	介護保険の非該当者，ひとり暮らしの高齢者などに，ホームヘルパーを派遣し，家事援助・相談などのサービスを提供する．
住宅改修	手すりの取り付けや段差解消など住宅改修を行う際の改修費の補助や資金の貸与を行う．

型訪問介護看護など，身体の状態が悪化した場合にも利用できるサービスがある．特に地域密着型サービスである小規模多機能型居宅介護や看護小規模多機能型居宅介護を早期から利用することは，スタッフと顔なじみの関係をつくり，可能な限り住み慣れた地域で生活することを促進すると考えられる．

　インフォーマルケアについては，別居している家族との交流状況，知人，友人，近隣住民（アパートの大家さん，自治会長など）との関わりについても情報収集を行い，ひとり暮らし高齢者の頼りにしている人はだれか，高齢者ができないことをだれがどのように補完しているかを把握する．ひとり暮らし高齢者を支えるネットワークの構築には，インフォーマルケアを含める視点をもつことが特に重要である．

2）ひとり暮らし高齢者の在宅での看取りを支えるケア

　ひとり暮らし高齢者の在宅看取りの要因として，本人の意思，家族の意思，支援する専門職の在宅看取りへの対応力，随時の支援が必要な時期をどう支えるか[2]が挙げられている．在宅看取りの要因としてもっとも大きいものは本人の意思であるが，家族が緊急時の対応についての不安や負担感をもっているために，家族の意思が在宅看取りを阻害する場合もある．ゆえに，ひとり暮らし高齢者の在宅での看取りを支えるためには家族を含めた支援を行う必要がある．

　支援する専門職の在宅看取りへの対応力には，訪問看護師のアセスメント能力，主治医の理解と協力が特に大きな役割を果たす．訪問看護師は日々の訪問において身体の変化を見極め，

医師と連携して苦痛緩和を図るとともに，福祉・行政関係者，インフォーマルケアを含めた看取りの支援体制を構築する．具体的には，ケアマネジャー，ホームヘルパー，家族などに高齢者に起こっている変化やこれから起こりうる変化を伝え，対応策を共有しておくことである．加えて，在宅での看取りには基本的に往診による死亡診断が必要であるため[2]，医師の往診のタイミングを見極めることも訪問看護師の重要な役割である．

　訪問看護師は在宅ケアチームのメンバーのなかでも患者の病状の変化をもっとも把握しており[7]，ひとり暮らし高齢者の在宅看取りの実現に向けて，チームの要となるといわれている[8]．ひとり暮らし高齢者を支える支援者連携において，訪問看護師等が医学，看護学の知識に基づき，ホームヘルパー等に対し，病気を踏まえて助言することが多いこと，医療職以外の支援者が判断に迷う医療的な内容を訪問看護師に報告相談していることが明らかにされている[9]．ひとり暮らし高齢者の在宅看取りの実現のためには，ホームヘルパー，家族，地域住民を含めたひとり暮らし高齢者を支える在宅ケアチームによる随時の見守りが入るようにマネジメントすること，在宅ケアチーム間でタイムリーに情報が共有され，必要な医療・ケアにつなげる体制を整えることが必須である．

　さらに，在宅での看取りの実現は，本人の意思はもちろんであるが，家族や支援者の看取りへの認識・理解にも左右されるといわれるため[10]，日常生活のケアを担っている家族やホームヘルパーが死のプロセスを理解し，不安を少なくして看取りのケアが行えるよう，医師や訪問看護師が教育的・精神的支援を行うことも求められている．

　このような在宅ケアネットワークを築いてひとり暮らし高齢者の在宅看取りの事例を積み重ね，地域の人々と共有することで，地域でのエンド・オブ・ライフケアを実践していく文化が醸成されることが望まれる．

【第2章Ⅲ．文献】

1) 内閣府：平成26年度版高齢社会白書（http://www8.cao.go.jp/kourei/whitepaper/w-2014/zenbun/index.html,2015.1.26）.

2) 宮田乃有：「おひとりさま」を家で看取る．特集　在宅での看取りにおける家族ケア，家族看護，**12**(2)：36-41（2014）.

3) 三菱UFJリサーチ＆コンサルティング：平成24年度厚生労働省老人保健事業推進費等補助金（老人保健健康増進等事業分）持続可能な介護保険制度及び地域包括ケアシステムのあり方に関する調査研究事業報告書〈地域包括ケア研究会〉地域包括ケアシステムの構築における今後の検討のための論点（http://www.murc.jp/thinktank/rc/public_report/public_report_detail/koukai_130423,2015.5.14）.

4) 長江弘子：エンド・オブ・ライフケアをめぐる言葉の整理．（長江弘子編）看護実践にいかすエンド・オブ・ライフケア，2-9，日本看護協会出版会，東京（2014）.

5) みずほ情報総研：平成23年度老人保健事業推進費等補助金老人保健健康増進等事業　一人暮らし高齢者・高齢者世帯の生活課題とその支援方策に関する調査研究事業報告書（http://www.mizuho-ir.co.jp/publication/report/2012/pdf/mhlw_08.pdf,2015.1.26）.

6) ニッセイ基礎研究所：平成23年度老人保健事業推進費等補助金老人保健健康増進等事業　一人暮らし高齢者・高齢者のみ世帯の生活課題とその支援方策に関する調査研究報告書（http://www.nli-research.co.jp/report/misc/2012/120418p_repo2.pdf,2015.1.26）.

7) 伊藤美緒子，小林友美，大金ひろみ，ほか：自宅で最期を迎えたい；在宅ホスピス緩和ケアでひとり

暮らしの18名のがん患者を看取って．訪問看護と介護，**12**（8）：660-672（2007）．

8）仁科聖子，湯浅美千代，小川妙子：独居高齢者が在宅で最期を迎えるための訪問看護師の援助．医療看護研究，**4**（1）：50-56（2008）．

9）蒔田寛子：独居高齢者の療養生活継続支援における支援者連携；訪問看護師の役割に焦点をあてて．豊橋創造大学紀要，**17**：9-22（2013）．

10）神奈川県保健福祉局保健医療部保健人材課：平成25年度在宅医療（訪問看護）推進支援事業　訪問看護ステーションにおける独居者の看取りについての実態調査報告書（http://www.pref.kanagawa.jp/uploaded/attachment/704703.pdf,2015.1.26）．

（辻村真由子）

第3章

エンド・オブ・ライフを支える
地域ケアシステム
──基本的考え方と実践例──

I. 地域で「自分らしい」暮らしを支える 地域包括ケアシステムの重要性と実践例

　本稿では，地域住民1人ひとりがエンド・オブ・ライフを含めた自分らしい暮らしを継続するための地域包括ケアシステム（システム）の必要性・重要性，システム構築の課題，および構築に向けた考え方と方法について，一地域包括支援センターの実践例を基に述べる．

1. 地域包括ケアシステムの必要性・重要性

　わが国では2015年までに団塊の世代が65歳以上に達して高齢者人口が急増し，その後，後期高齢者が急増する．世帯構成も大きく変化し，高齢者単独世帯が2005年の366万世帯から497万世帯へと35.9％増加し，特に埼玉県，千葉県，神奈川県，愛知県，茨城県では50％以上の増加が予測された[1]．こうした予測のもとに，各地域で住民1人ひとりの意思によるその人らしい暮らしを24時間365日保証するために，ケア提供者が利用者の視点から，状況が変化する利用者・家族のケア情報を共有し，身体・精神・社会経済的側面に関するケアニーズを充足して，一貫したケアを行う「地域包括ケアシステム」（以下，システム）の構築が必要であり重要と提言された[2]．システムの構築により，各専門職およびケア提供組織の広範な知識・技術を活用し，相互の補完が可能となり，エンド・オブ・ライフケアを含めた各々のケアニーズに対し，公的サービス，社会保障制度，介護サービスを活用して効果的・効率的なケアを提供し，地域の多様な人々のケアニーズ全体を充足できる．

2. システム構築の課題

　多職種あるいは多組織が協力してひとりの利用者にケアを提供する際，各々の専門職としての妥当なケアの判断と利用者の意向，他職種・他組織の判断，相互の役割に関する考え方，あるいは具体的なケア方法の違い等により，意見の対立が生じうる．その結果，解決できずに共通の目標設定，ケアの方針決定や役割分担が困難になる場合がある．またケアの方針を決定しても，ケア提供者相互の連絡調整の時間的・精神的負担が増す可能性もある．システム構築の問題を解決し，どうしたらその人の意向に沿えるかという観点からケア提供者が協議し，生活の継続を実現するためのアイデアを生み出し実施するには，システム構築を推進する者あるいは組織の役割行動が重要である．

　夏井[3]は行政機関を中核とした精神障害者の地域生活を支援するシステム構築の推進における行政機関の役割として，ケアの理念の共有，対象者と地域住民間，あるいは事業所間の利益

や考え方の対立等に対し，対象者および各々の関係機関（者）のいずれの立場にも偏ることなく各々の利益等を保証すること，対象者への支援に必要な関係者への知識と技術の開発支援，関係者が担うべき役割と課題を関係者とともに検討し，評価して継続的に地域資源の質改善を行うこと等を挙げている．

　地域包括支援センター（以下，センター）は，地域住民の心身の健康の保持および生活の安定のために必要な援助を行い，地域住民の保健医療の向上および福祉の増進を包括的に支援することを目的として，2006年度の介護保険法改正により創設された．設置主体は市町村であり，行政直営型と委託型がある．保健師または在宅ケアの経験がある看護師，社会福祉士，主任介護支援専門員を配置し，3種の専門職が協働することにより，地域の高齢者の相談を次の機関につなぐまで，一時的に支援する拠点として機能し[4]，システム構築を推進する役割が期待されている．しかし，センターにおける3職種の効果的な協働方法とその効果に関し，チームとして協働する仕組みの開発が課題と報告されていた[5]．組織内の多職種連携が不十分では，組織としてのケアを保証できず，組織間連携の推進は困難である．そこで，こうしたシステム構築の課題解決に向けた，一センターにおける組織内の多職種連携を保証するための取り組みの事例を基に，システム構築の推進者の立場から考え方と実践方法を述べる．

3．システム構築に向けた考え方と方法の実践例

　事例は，委託型Aセンターにおいて，組織内の包括的ケアの保証を目指し，センター長（看護師）が推進者となって，多職種連携の下に包括的ケアの方針を決定するための組織内ケースカンファレンス（カンファレンス）の規準をつくり，活用した実践例である．規準の作成により，多職種連携が必要な事例の選定，カンファレンスの準備と実施，カンファレンスの記録，および支援の評価における主担当者および他職種の役割行動を明示し，各職種の業務が多忙ななかで，必要な事例に対し多職種連携を確実に行い，効果的・効率的な支援を保証することを目指した．こうした規準を基に，キーパーソン不在の状況で在宅生活を望んだ独居の肺がん末期のB氏に対し，主担当者を中心に多職種で目標・支援方針を決定し，支援とその評価を行い，有効であった支援方法を規準化し，ケアの改善に向けたセンターの課題を抽出した．

　センターはエンド・オブ・ライフを支えるシステム構築に向けて，他機関から在宅支援機関として信頼されることにより，随時，支援対象者について情報を得て，居宅介護支援専門員によるサービス調整が完了し，引き継ぐまでの支援役割を担った．各専門職の判断と本人の意向が対立した場合は，在宅生活の可否の判断を多職種による協議と医師からの説明により解決する等の規準を作成し，同様な事例に円滑に対応できるようにシステムを構築した．以上のような支援過程およびシステム構築の方法を表2-3-1-1に示し，各職種の支援方法を以下に示す．

1）支援対象者としてのB氏のケア情報の把握

　70歳代，男性，独居．親族との連絡はとっていなかった．心疾患，高血圧症の既往歴があ

表 2-3-1-1　B 氏のエンド・オブ・ライフにおける地域包括支援センターによる支援過程と地域包括
　　　　　　ケアシステムの構築方法

B 氏への支援過程	地域包括ケアシステムの構築方法
1）支援対象者としてケア情報の把握	・他機関によるセンターの役割の理解と信頼関係の構築 ・支援対象者およびケアニーズの把握
2）B 氏との信頼関係の構築および生活に関する意向と理由の確認	・支援対象者との信頼関係の構築および意向の共有
3）多職種連携によるケア提供およびケア情報の収集，B 氏の意向と支援の課題に基づく支援方針の決定 4）B 氏の意向に関する継続的な情報収集および往診医の判断に基づく支援方針の見直し 5）在宅生活継続の可否と死亡時の対応方法に関する多職種の合意形成	・他機関（直営センター等）への相談，ケア情報の収集，および報告 ・他機関・他職種との役割分担およびチーム形成（例：居宅介護支援専門員，医師） ・他機関・他職種との連携による支援
6）支援の評価および同様な事例を支援するための方法の決定と課題抽出	・センターの支援の評価と標準化に基づく地域包括ケアシステムの構築の推進

り，内服治療を行っていた.

　○年△月 C 病院にて肺がんと診断され，入院を勧められたが拒否した．C 病院の医療ソーシャルワーカー（medical social worker；MSW）からセンターに，親族への連絡および在宅支援を拒否し，在宅酸素を使用することのみ承諾したと連絡があり，対応を依頼された.

　このように，B 氏は医療・生活・経済的ケアニーズを有し，短期間に状態が変化するなかで，センターは多職種間で効率的に情報を共有し，主担当者（介護支援相談員）を中心に協力して各々の役割を遂行する必要があった.

2）B 氏との信頼関係の構築および生活に関する意向と理由の確認

　看護師と主担当者の初回訪問では，現在の生活環境調整等のケアニーズを充足しながら，信頼関係の構築に努め B 氏の意向を確認した.

【支援を求めない B 氏との信頼関係を構築するためのアプローチの検討と工夫】

　MSW の情報では本人が在宅支援およびセンターの関わりを拒否していたことから，看護師と主担当者は，どのように訪問すべきか検討した．センターによる高齢者実態把握調査の対象者名簿に掲載されていたため，以前の調査の継続調査という理由で，初回訪問をすることとした.

　訪問の結果，B 氏はセンターの調査に応じた記憶があり，室内に入れてくれた．訪問理由を繰り返し質問したため，高齢者実態把握調査の継続調査と説明した．さらなる質問はなく納得したようすであった.

【居住環境調整に関する課題抽出のための情報収集】

　住まいは民間アパートの一室で，室内は整頓されていたが浴室はなかった．窓を開放していたが風通しは悪く，室温は高かった．エアコンを使用すると体調が悪くなるため，扇風機のみ

使用していた．テーブルのそばに小さな布団が敷かれ，座位，臥床がひとりで楽にできるようにしていた．電話はなかった．

【B氏の在宅療養に関する意向と理由の確認】

　B氏は，在宅酸素を使用している理由について，C病院で肺がんだといわれた，苦しいから酸素を入れてもらった，トイレに行くだけでも苦しいがじっとしていれば大丈夫と述べた．入院の必要性は分かっているが在宅療養を継続したいと述べた．経済状況については，当面の生活費は準備しており，貯蓄もあると述べた．親族の連絡先は教えなかった．

　主担当者は，B氏が在宅酸素を使用していることから往診医，訪問看護の利用，介護保険申請，また食事の確保と安否確認のために配食サービスを勧め，利用者の了承を得た．看護師はB氏が希望した食物や飲料を購入し，いつでも水分摂取できるようにテーブルの上にお茶を，枕元にペットボトルを用意した．

3）初回カンファレンスにおけるB氏の意向と支援の課題に基づく支援方針の決定

　主担当者は支援の課題として，独居高齢者が親族への連絡を拒否し，キーパーソン不在の状況で，意向に沿って在宅での看取りを実現する可能性，金銭管理の方法，および死亡後の手続き方法を挙げ，各職種が専門職の立場から意見を述べ，支援方針を検討した．

　看護師は，往診医や訪問看護師からも入院を強く勧めれば本人が納得すると予測したが，社会福祉士は，無理に入院を勧めると本人を追い詰めることになると述べ，センターは基本的に金銭管理ができないことから親族を捜す必要があると述べた．主任介護支援専門員は，B氏と信頼関係を構築し，入院を拒否する理由を聞くべきと意見を述べた．

　主担当者は，これらの意見を基に，当面の目標として，B氏の入院ができない理由の解決と親族の連絡先を教えてもらうために信頼関係を構築し，B氏が入院を最期まで拒否し，在宅で看取る場合に備え，支援体制を整備するとした．さらに介護支援専門員に引き継ぎ，サービス調整が済むまでセンターが支援し，B氏の情報集約はセンターで行うという支援の方針を決定した．また，直営センターに随時，報告するとした．直営センターに親族調査を依頼したがB氏は認知症がないため非該当であった．

4）B氏の意向に関する継続的な情報収集と往診医の判断に基づく支援方針の見直し

　B氏は，入院を拒否しているわけではなく，家のことが心配で入院できないこと，苦しいときに医師やセンターを呼べないことが不安であることを述べた．往診医は，自分でトイレに行くことができない，水分摂取ができなくなったら入院が必要であることをB氏に説明し，食物摂取が困難であったため，栄養補助剤を処方した．

　これらの情報を基に，センター内で緊急ケースカンファレンスを開催し，支援方針の見直しと介護支援専門員や訪問介護事業所との調整について検討した．看護師は，B氏の身体状況がよくないことから，サービスを調整し，より多くの見守りが必要と述べ，主任介護支援専門員は，時間がないなかで多数の人が交代で関わるよりも入院できない理由の解決や親族の連絡先

第2部・第3章　エンド・オブ・ライフを支える地域ケアシステム　149

を聞くために一定の職員が関わる方がよい．訪問介護サービスをいれてもケアできる内容は少なく，短期間であればセンター職員で対応できるのではないかと述べた．

　これらの意見を基に，主担当者はB氏に納得して入院してもらうことを目指した．訪問看護師と時間を調整しながら，センター職員が1日2回，朝，夕の安否確認，生活支援のために訪問するとした．主担当者が立案した支援方針に全員が協力し，2人による訪問体制のうち1人は看護師が訪問することとした．

5）在宅生活継続の可否および入院の要否の判断，および死亡時の対応方法に関する多職種の合意形成

【在宅生活継続の可否および入院の要否の判断に関する多職種の合意形成】

　B氏は，栄養補助剤と本人が希望する限られた食物のみ摂取していた．水分補給も十分であったが，息苦しさから室内移動が困難になった．センター職員の訪問を待ち望み，センター職員は食物と飲料を補給した．B氏は必ず礼を述べ，センター職員が帰る際は次回の訪問の時間を確認した．在宅療養の意向は変わらず，親族に迷惑をかけたくないと述べ，医師，訪問看護師も入院を勧めたが同意しなかった．

　主担当者は，在宅は限界と思われるが入院は拒否していること，B氏の意思を尊重することが果たして本当によいのかと疑問を述べた．そこで，緊急カンファレンスを開催した．主任介護支援専門員は，引き続き入院できない理由を聞き，解決すれば安心して入院する可能性を述べた．看護師は本人の意思の尊重が大切と述べ，社会福祉士もB氏の意向に沿った在宅での看取りの支援の継続を提案した．センター長は看護師として，前回，親族調査を依頼したときと比較すると，B氏の判断能力は低下しているため，直営センターに再度，親族調査を依頼すること，B氏の安心，安全を守るための入院を主張した．そこで看護師を中心に入院の要否の判定基準を決め，B氏の死亡を発見したときの規準を決定した．

【死亡時の対応方法に関する多職種の合意形成】

　再度，直営センターに親族調査を依頼した結果，B氏は意思表示や判断能力があるため親族調査は非該当であり，死亡後は，センターから担当部署に連絡し，戸籍調査をするという回答を得た．

　往診医から，B氏の意思を尊重することも大事だがこのままにする訳にはいかないと連絡があったため，センター長の看護師が入院の必要な理由を説明したが，B氏は同意しなかった．翌朝，看護師と主担当者と訪問した結果，B氏の死亡を発見した．

　警察からの連絡を受けてB氏の親族が訪れ，家族の関係性に関する経緯やセンター職員の支援に対する感謝を述べた．

6）支援の評価および同様な事例「在宅での看取りを望んだ独居でキーパーソン不在の終末期高齢者」を支援するための方法の決定とセンターの課題抽出

　主担当者は，本当にこれでよかったのかは分からないが，最期まで自分らしい生き方を貫き，

親族と連絡し，死亡後の支援をしてもらえたことはよかったと述べた．各職種は，看取りの考え方や支援方針が職種間で異なり，チームで検討することにより，判断の困難な事項に関し不安なく支援できた，今後の対応の考え方と方法を決定できた等を多職種連携の効果と認識していた．支援に対する各専門職の自己評価から，広範な知識・技術を相互に理解し，補完しながら支援過程を展開し，各職種が不安なく自分の役割を遂行できたと評価できた．

さらに，本事例と同様な「在宅での看取りを望んだ独居でキーパーソン不在の終末期利用者」に対するセンターの支援の規準として，医療連携・サービス調整の担当者を主担当者とし，副担当者が親族調査を開始する，入院は，往診医，訪問看護師，サービス事業者を含めて地域ケア会議を開催して決定する，本人への説明は往診医に依頼し，センター職員が立ち会う，地域ケア会議の開催やその後の情報の集約をセンターが行う等を決定した．

4．多職種・多機関が連携して住民の自分らしい暮らしを支えるための規準作成と更新による地域包括ケアシステムの構築

24時間365日の対応は，安心を保証する在宅ホスピスケアの基本であるが[6]，B氏の場合は，本人の意向の尊重とこうした基本を充たすことの両立が困難な事例であった．病院，あるいは地域における緩和ケアのガイドライン[6]，また専門職の教育プログラムが開発されているが，このように，各々の事例においてガイドラインや原理原則から最善のケアを導くには多面的な価値の対立を解決するための課題が伴う．

そうした課題解決に向けて，高齢者の人工栄養法の導入に関するガイドライン[7]は導入の適否に関する指針というよりも適切な意思決定の過程を保証するために作成された．したがって，緊急性が高く即応が必要な対象者への支援において，実践者の業務が多忙ななかでも，多職種による多面的な協議と合意形成を判断根拠とし，適切な過程で実践・評価することを保証するための規準を作成・適用し更新する必要がある．

ケアカンファレンスは，多職種による多面的な協議と合意形成の主要な場であるが，緩和ケアのカンファレンスの課題が指摘されており，目的や参加者の役割のあいまいさ，情報の欠如等により必ずしも効果的になされず，実施過程の標準化が必要とされている[8]．したがって，利用者の意向に沿うというケアの理念を，その人の生活状況で確実に実現するために，効果的・効率的な多職種の協議と合意形成のためのカンファレンスの規準を作成し，各職種の判断とその理由を相互に理解し，合意形成していくカンファレンスの手続きを明示する必要がある．

こうしたシステム構築の規準作成において，センター長等の管理者の役割・責任は大きく，先行研究を活用するとともに，カンファレンスにおける各専門職の意見を集約し，センター内で合意した支援方針を立案する必要がある．ついで，そうした方針を基に関係機関や事業所に働きかけ，利用者の意向に沿った支援を検討するための話し合いの場をつくり，共有する必要がある．さらに，システム構築の推進責任者として，規準を着実に適用し，実践に対する評価を基に，地域の実態に即してシステムを継続的に更新する必要がある．

第2部・第3章　エンド・オブ・ライフを支える地域ケアシステム

【第3章Ⅰ．文献】
1) 厚生労働省老健局総務課企画法令係：わが国の高齢者介護における2015年の位置付け（http://www.
mhlw.go.jp/topics/kaigo/kentou/15kourei/3b.html,2015.3.17）.
2) 厚生労働省老健局総務課企画法令係：高齢者介護研究会報告書2015年の高齢者介護；高齢者の尊厳
を支えるケアの確立に向けて（2003）（http://www.mhlw.go.jp/topics/kaigo/kentou/15kourei/index.
html,2015.3.17）.
3) 夏井　演，吉本照子，緒方泰子：受診援助にて入院した精神障害をもつ人の退院後の地域生活支援の
しくみづくり．保健医療科学，**62**（5）：532-540（2013）.
4) 長寿社会開発センター：地域包括支援センター業務マニュアル．37-49（2010）.
5) 野川とも江，高杉春代：地域包括支援センターにおける多機関・多職種の連携と協働．ソーシャル
ワーク研究，**34**（4）：298-304（2009）.
6) 日本ホスピス緩和ケア協会評価委員会在宅ホスピス緩和ケア評価基準検討会：在宅ホスピス緩和ケ
ア基準2010（http://www.hpcj.org/med/zaitaku_kijyun.pdf,2013.12.30）.
7) 日本老年医学会：平成23年度厚生労働省老人保健健康増進等事業「高齢者の摂食嚥下障害に対する
人工的な水分・栄養補給の導入をめぐる意思決定プロセスの整備とガイドライン作成」事業実績報告
書（2011）（http://www.jpn-geriat-soc.or.jp/member/kaikai/jgsH23roukenjigyoujisseki.pdf,2014.1.6）.
8) Davison G, Shelby-James TM：Palliative care case conferencing involving general practice：an argument
for a facilitated standard process. *Australian Health Review*, **36**（1）：115-119（2012）.

（吉本照子）

Ⅱ．病院と地域をつなぐ仕組みづくりの実践例（病院中心地域連携），外来，退院調整

1．病院に期待される機能

　エンド・オブ・ライフを支えるための社会資源のひとつとしての病院の存在は非常に大きい．病院は医療機関として，通常は入院と外来機能を有しており，療養者の医療的ニーズへの対応を期待されている．しかし，エンド・オブ・ライフケアニーズが支援ニーズの中心を占める時期に至った療養者とその家族にとっての病院は，治癒を目的とした従来の医学モデルに基づいた医療サービスから転換し，やがて訪れる別れの瞬間までの貴重な時間をどこでどのようにすごすのか，その見通しを立て「療養の場の選択と意思決定」へと導く役割を果たすことが求められる．そうした見通しを立てる力や在宅での周囲の親しい人々との時間の共有に向かって歩み出す主体性を発揮できる状態に至るためには，さまざまな合併症や疼痛や呼吸困難などの症状がコントロールされるとともに，医療的な課題への対処能力の獲得が必要である．したがって，病院においては療養者個々のニーズに対応した医療処置のアレンジと，安定した状態が何とか保てると療養者と家族が認識できるまでの「教育的介入」がまずは求められる．そのうえ

で，人生の最終段階にさしかかった人が治療を目的とした医療の場から，その人生を彩る多様な人や物や空間によって構成される生活の場（地域）に戻っていく滑り出しの局面を支えつつ，地域へとつなぐ「サポート機能」が求められる．

　病院が療養者の地域での生活の再構築を支援する際には，入院生活から地域生活へのスムーズな移行を支援する機能と，外来受診しながらの地域生活の維持をサポートする機能がその療養者の置かれている場や時期に応じて必要となる．前者は，退院後の生活を見据えた入院中の支援のあり方が論点であり，後者は定期的な外来受診と急変時の緊急受診の際の支援のあり方に関する論点が考えられる．それらの機能は，療養者の生活する地域のなかでその療養をサポートする関係機関，関係職種との連携やチームアプローチができる体制が構築されて初めて，その目的を達成することができるといえる．したがって，病院と地域をつなぐ仕組みをつくるためには，それらの機能を存分に発揮するシステムが病院内にあることが要件として考えられる．

　以上のように，病院にはエンド・オブ・ライフを在宅ですごしたい療養者とその家族に対する入院中の意思決定支援・教育的介入機能，退院前後の移行期における地域支援者へつなぐ調整機能，そして，退院後の外来診療・緊急受診を踏まえた医療の側面からのサポート機能を果たすことが期待されている．

２．病院における退院支援・退院調整機能の発展と課題

　近年わが国では，医療費高騰からの医療保険システム崩壊の危機が叫ばれるなか，医療制度改革として，入院期間の短縮化と在宅医療へのシフトがはかられてきた．その流れは，1983 年の訪問看護の診療報酬点数化を契機に自宅退院を促進するために従来の退院支援体制からの転換が図られ，さらに，2008 年の診療報酬改定で退院調整加算の要件に退院調整部門設置と看護職配置が示され，医療依存度の高い患者に対する退院支援を行う際の，医療的側面からのニーズアセスメントの重要性が制度に反映されることとなった．その結果，看護師が専任配置により個別支援を担う体制を整える病院が増え，2009 年医療施設調査によると，退院調整支援担当者の配置状況は病床規模が大きいほどその割合は増加し，地域医療支援病院の 70%弱，特定機能病院の 60%弱が担当者を配置している[1]．

　わが国の退院支援に関する研究を概観すると，報酬化以前は病院からの訪問看護に付随して実践されていた移行期支援の効果の検討[2]，専任配置の退院調整看護師の役割と能力に関する研究[3,4]が行われた．また，退院計画のプロセス評価尺度開発[5]も試みられ，一部の看護職が担うという方向性ではなく，病院全体の退院計画プログラム明確化の重要性が指摘されてきた．そして，退院困難者を予測する入院時スクリーニング票の開発，退院支援部署設置の効果[6]，退院支援過程の 3 段階プロセス（図 2-3-2-1）の整理[7]などの研究の蓄積により，退院調整看護師の配置だけではなく，退院支援における病棟看護師の役割が明確化された．さらに看護職を対象とした退院支援の研修システムの検討がなされ，その成果と課題が報告されている[8~10]．

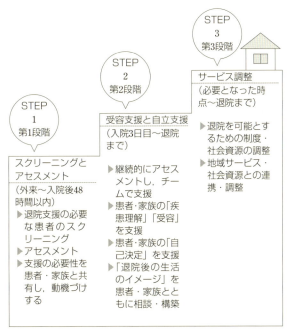

[宇都宮宏子:病院から地域への療養移行期の看護マネジメントを体系化する;地域包括ケアの推進に向けた現状の課題. 看護管理, 23(12):988, 2013]

図 2-3-2-1　退院支援・退院調整の3段階プロセス

そして，病棟の看護介入の質が退院支援の質に与える影響[11]が指摘され，病棟看護師への教育を含め病院全体でのシステム整備をとおして，退院支援システム化を目指す必要性が明らかになってきている．すなわち，病院全体でシステム化された退院支援を行うためには，病棟看護師の退院支援力量の向上と看護職間のスムーズな連携が課題であると考えられる．

このように病棟看護師は退院支援の一翼を担うことが期待されながらも，その教育・研修体制は不十分な状況[12]であるとの報告がみられており，退院支援ニーズに対応する看護実践，看護職者の意識改革，組織的体制の構築が課題として挙げられている[13]．また退院支援の院内研修により，退院支援に関する理解が深められた反面，依然として困難感が残ったとの報告がある[9]．このことから，支援のあり方について理解が深まった段階で現実の実践レベルとのギャップに戸惑いを感じている現状にあることが推察される．一方，退院支援に関わる看護師の倫理的ジレンマとして，患者家族と必要なコミュニケーションがとれずその思いをくみ取れないまま，また，移行先の妥当性への見通しや確信がないまま退院へ至ってしまうことへの無念さを抱いているとの報告がある[14]．さらに患者・家族と医療者間での軋轢（コンフリクト）に関する先行研究[15,16]において，退院をめぐる，患者・家族の'追い出され感'への対応に苦慮している様相が示唆されている．したがって退院支援の研修を実施する際には，そうしたジレンマや困難感を生じさせる要因の認識を促すと同時に，早期のスクリーニングによる集中的な介入とコミュニケーションスキルを活用した退院への意思決定支援，関係職種の役割調整と

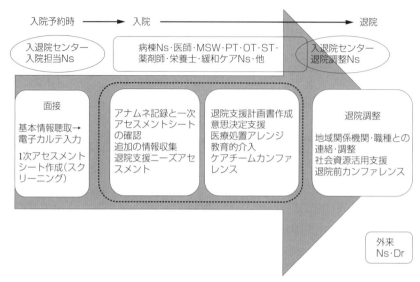

(東海大学医学部付属病院の場合)
図 2-3-2-2 PFM システムにおける退院支援・退院調整プロセス

いう退院支援スキルの向上を図る必要性が増してきていると考えられる．

療養者が入院ケアからエンド・オブ・ライフを支える在宅ケアへと移行する際には，複数の疾患や機能障害を有し，さまざまな医療処置を要するなど医療依存度が高い状態となっている場合が多いと想定されることから，医療管理の継続を考慮した退院支援・退院調整が求められる．病棟スタッフと地域側の医療関係職種の連携がスムーズに行われるためには，看護職間の緊密な連携が鍵となると考えられる．

3．病院における退院支援システム構築例

神奈川県西部に位置する東海大学医学部付属病院は804床を有する特定機能病院であり，病床稼働率98.9％，平均在院日数11.2日（2012年度実績）と，在院日数短縮化に一定の効果を上げている．同病院では，わが国初の入退院一貫支援システムとして「PFM（patient flow management）」と名づけられたシステムが2003年から開始されている．これは，外来で入院予約を行った患者に入退院センター専従看護師が面接し，情報収集（看護1号紙と入退院1次アセスメントシートの記入）とオリエンテーションを行い，その情報は電子カルテで病棟に引き継がれ，退院時は入退院センターの専従看護師が退院調整を担う，という患者の流れに沿った看護の専門分化・合理化により効率的な退院支援を目指したシステムである（図2-3-2-2）．さらに2012年4月の診療報酬の改訂により退院支援計画書の運用が変更され，病棟看護師による継続的な退院支援の実践を目指しているところである．

しかし，このPFMシステムは，入院時スクリーニング担当，病棟における退院支援，入退

院センター退院調整担当と機能別に担当が分かれているがゆえに，各部門間のシームレスな連携が退院支援の質に影響を及ぼすと考えられる．2013年に実施した同院の病棟看護師を対象とした退院支援に関する調査結果から，在院日数の短縮化推進により日々の看護ケアと医療処置に追われるなかで，入院時のスクリーニングシートの情報活用頻度は低く，退院支援の必要性に気づいたとしても，退院後の生活を見越した医療処置のアレンジと退院支援の記録の実施頻度が低く，思うように関われないジレンマや困難感を抱いている現状が明らかとなった[17]．このようななかで必要なケースに退院支援を実施するために，同病院では退院調整看護師が積極的に病棟へ赴き，病棟看護師との情報共有とカンファレンスをとおして必要な事例を把握し，病棟看護師が行う退院支援へのサポートと同時に地域の関係機関へとつなぐ機能を果たしている．しかし退院調整看護師の配置数は限られており，ニーズのあるすべてのケースを支援するには限界があることから，病院全体の部門間の連携システムの改善による退院支援機能の拡充が課題として挙げられている．

　今後の超高齢社会において，急性期の病変を繰り返しながら，安定期は在宅や施設ですごすケースが増えていくことが予測されている．国の政策として推進されてきている「地域包括ケア」における急性期医療のあり方として，看護職が退院支援を通した地域での生活への視点をもつ必要がある[18]との指摘がなされており，院内外の連続性のあるチームアプローチの実現へ向けてその役割はきわめて重要性を増してきているといえる．そのための方策として，訪問看護導入事例への訪問看護師の病棟訪問の機会を設定したり[19]，退院前カンファレンスにより事例を通した協働の取組みを行うことで，病棟看護師の意識改革につながった実践例の報告[20]が行われており，訪問看護師の視点を活用した病院内のシステム構築が考えられる．

4．外来における在宅療養支援機能

　昨今の急性期病院における在院日数短縮化の流れのなかで，化学療法や医療処置の実施，さらには重大な選択を迫るような告知や意思決定を促すことなどが外来の場面において行われるようになってきており，外来患者の4割が在宅療養上の不安・困難を抱えているとの調査結果も報告されている[21]．特にエンド・オブ・ライフを自宅ですごしたいと希望する療養者とその家族にとって，退院後に継続した医療を受ける場としてだけでなく，外来での多様な支援役割が求められている．外来がん化学療法を受ける患者と家族の支援ニーズとしては，生きる力を支えることやセルフマネジメントに関するニーズに加えて，療養の場の意思決定，医療者との信頼関係促進に関するニーズ，そして療養生活継続のための支援確保，家族自身の健康維持に関するニーズがあることが報告されている[22]．在宅での看取りも視野に入れて退院したケースであっても，療養者と家族成員の意思確認やすり合わせの時間が入院中に十分にとれなかった場合にはそれぞれの思いにずれが生じ，退院後にさまざまな葛藤を生じる場合も少なくない．主治医が外来の場で意思確認をしようとしても，家族と本人が互いに遠慮していたり，現実を受け止められず動揺し不安のため意思決定できずに苦しむ場合など，明らかに外来看護師によ

る介入を要する状況に陥ることも考えられる．しかし，外来看護師の業務は短時間に多くの来院患者の診療の補助を行うため，特定の患者の葛藤に寄り添い，意思決定支援に必要な量や質の情報を得ることは容易ではない．特に外来看護師の職務は診療補助に特化しているために生活面を考慮した支援を行っている訪問看護師との連携の重要性が指摘されている[23]．また，緩和ケア認定看護師が外来における終末期がん患者の意思決定を支えるケアの実践を振り返り，疼痛緩和，情報提供，十分な時間と場所を確保して話を傾聴，多職種との連携調整という支援内容が抽出され，その有効性が報告されている[24]．したがって，エンド・オブ・ライフケアを必要とする療養者が外来通院をしている段階においては，外来の場に看護師が時間と場を確保したうえで適切に情報を収集し，地域の在宅医や訪問看護師とタイムリーな連携をとることで，その家族の不安や方向性の不一致への対応も含めた，有効な支援を行うことが求められているといえよう．

　一方，定期の外来受診ではなく，緊急受診，すなわち急変時の受診時の外来の支援役割も今後，増大することが予測される．特に老々介護，あるいは独居の療養者のエンド・オブ・ライフケアを支えるうえで，在宅療養を中断せざるを得ない状況となることは容易に想定できる．どのような最期を迎えるか，迎えさせるかというイメージをあらかじめもつことができていたとしても，家族の介護体制が脆弱な場合は特に急変時に対応できず，慌てて救急車を呼んで受診をした場合，そのケースの情報がなにもなければ，病院としては救命，そして延命処置を講じることになり，当事者のかねてからの希望とは異なる姿になってしまうことも考えられる．したがって，地域の関係機関，関係職種との情報の共有方法をシステム化しておくことは無用な混乱を回避するためにも非常に重要であり，在宅療養者の急な来院を念頭に入れた病院内の受け入れ体制の構築が求められている．

5．エンド・オブ・ライフケアを地域で実現させるための行政機関の役割

　個々の病院と地域関係機関が事例をとおしてつながる経験を積み重ねていくことは，確実に具体的な経験知として双方の機関の組織と関係者にとっての実践力の向上へとつながると考えられる．しかし，今後の多死時代における質の高いエンド・オブ・ライフケアの構築を推進していくためには，行政機関（保健所や自治体）が多角的な情報を総合的に分析することで地域の課題として位置づけ，取り組むことが重要である．たとえば在宅ケア委員会などの検討会議を立ち上げ，関係者が集まり認識の共有と具体的な方策を話し合う場をつくっていくことも有効な方法として挙げられる．国から「地域包括ケア」の推進の方向性が示され，その地域の病院等の医療機関と地域の関係機関がつながる仕組みをつくるように求められている状況を踏まえ，行政機関からの病院と地域関係機関への積極的なアプローチによる地域の実情に合った対策の立案がいま，期待されている．

【第3章Ⅱ. 文献】

1) 田代久男，大竹まり子，赤間明子，ほか：特定機能病院の退院支援部署における看護相談の実態及び自宅退院と転院・施設入所の退院支援の比較．日本看護研究学会雑誌，**32**（5）：83-92（2009）．

2) 内田千佳子，岡部明子：在宅ケアにおける移行期の看護．日本プライマリ・ケア学会誌，**15**（3）：23-29（1992）．

3) 柳澤愛子：東大病院における退院支援の現状と課題；地域連携質において看護職の果たす役割．病院，**66**（5）：386-390（2007）．

4) 宇都宮宏子：退院調整看護師の活動の実際（1）．保健の科学，**52**（8）：551-561（2010）．

5) 千葉由美：ディスチャージプランニングのプロセス評価尺度の開発と有用性の検証．日本看護科学会誌，**25**（4）：39-51（2005）．

6) 川添恵理子：わが国における 1999〜2009 年の退院計画に関する文献の概観．日本在宅ケア学会誌，**14**（2）：18-25（2011）．

7) 宇都宮宏子：病院から地域への療養移行期の看護マネジメントを体系化する；地域包括ケアの推進に向けた現状の課題．看護管理，**23**（12）：988（2013）．

8) 山田雅子，吉田千文，長江弘子，ほか：退院調整看護師の実践力向上を目指した教育プログラムの開発．聖路加看護大学紀要，36：55-58（2010）．

9) 三輪恭子："退院支援の院内研修"で何を学ぶ？．*Nursing Today*，**27**（2）：66-68（2012）．

10) 三輪恭子：淀川キリスト教病院における退院支援の院内研修．*Nursing Today*，**27**（2）：69-73（2012）．

11) 松永篤志，永田智子，村嶋幸代，ほか：特定機能病院における病棟看護師の退院支援についての認識および実施状況；退院支援部署の有無による被殼に焦点を当てて．病院管理，**41**(3)：185-194(2004)．

12) 長谷川美津子，鈴木加乃，菊地京子：特定機能病院看護職の退院支援活動に事例検討会が及ぼした効果．日本看護研究学会雑誌，**34**（4）：95-101（2011）．

13) 藤澤まこと：医療機関の退院支援の質向上に向けた看護のあり方に関する研究（第1部）；医療機関の看護職者が取り組む退院支援の課題の明確化．岐阜県立看護大学紀要，12（1）：57-65（2012）．

14) 長江弘子：退院をめぐる看護実践で看護師に求められている行動の振り返りと看護師としてなすべきことの意識化．がん看護，**16**（4）：476-482（2011）．

15) 柳原清子：混沌とした医療の時代における家族看護の視座とあり方．臨床看護，**35**（10）：1421-1426（2009）．

16) 柳原清子：「関わりの難しい家族」の理解と調整・相談という家族看護スキル．リハビリナース，**2**：53-57（2011）．

17) 岡部明子，柳原清子，堤千加子，ほか：PFM システムを持つ特定機能病院での看護師の退院支援意識と関連要因の分析．東海大学健康科学部紀要，19：3-12（2013）．

18) 斉藤訓子：在宅療養支援強化における急性期医療機関の役割．看護，**64**（9）：46-49（2012）．

19) 加藤由香里，黒江ゆり子：訪問看護導入を円滑にするための病棟訪問と退院支援スクリーニングシートの作成及び活用への検討．岐阜県立看護大学紀要，13（1）：115-124（2013）．

20) 加藤由香里，黒江ゆり子：訪問看護ステーションを利用した在宅療養への退院支援方法の創生と組織的取り組みへの推進の検討．岐阜県立看護大学紀要，13（1）：41-53（2013）．

21) 吉川照美，中尾三千代，山野多恵子，ほか：外来患者の在宅療養上のニーズに関する調査．香川労災病院雑誌，**16**：95-99（2010）．

22) 鳴井ひろみ，本間ともみ，平　典子：外来がん化学療法を受ける患者と生活する家族の療養生活に関するニード．日本ヒューマンケア科学会誌，**6**（1）：11-19（2013）．

23) 宮島多映子：在宅死を望む患者・家族と医療者間の関係調整；葛藤を生じた事例の外来看護師と訪問看護師の連携．医学と生物学，**152**（11）：474-478（2008）．

24) 福田裕子：外来における終末期がん患者の意思決定を支えるケア．看護実践学会，**20**（1）：107-112（2008）．

（岡部明子）

III. 自宅での看取りを実現する地域包括ケアシステムと在宅医療介護連携の推進

1. 超高齢化社会の到来と地域包括ケアシステムの推進

　わが国は，2004年に高齢化率が世界第1位となって以降，2050年までその首位を維持し，経済協力開発機構（Organization for Economic Co-operation and Development；OECD）は，2020年に29.2%，2030年に31.8%，2040年に36.5%，2050年に39.6%と上昇の一途をたどると推計値を公表している[1,2]．欧米の先進国でも高齢化は進むが，2050年の高齢化率は，欧州でもっとも高齢化が進むと推計されているイタリアで33.7%，イギリス24.1%，アメリカ20.7%と，各国20〜30%前半となることが推計されている[1]．わが国の40%という高齢化率はこれまでに人類が経験したことのない数値であり，"約1人の生産年齢人口が1人の高齢者を支えるという肩車型の時代が近く到来する"という数値的根拠がここにある．

　この対策として，政府は，2012年を地域包括ケア元年と位置づけ，2025年を目途に"地域包括ケアシステム"を構築することを方向づけた．わが国は，この50年間に高度医療成長を果たし，その成果として世界に誇れるレベルで急性期を中心とした病院完結型の医療の発展を遂げた．しかし，言い換えると，わが国の在宅医療は，欧米の先進国より20〜30年遅れをとっていることが指摘されており[3]，今後急速に進む超高齢化社会に向けて，地域を包括的にとらえ，かつ生活支援や介護も視野に入れた医療介護提供体制へと見直しが迫られ，2025年の地域包括ケアシステムの構築の完成が目指される流れとなっている．

2. 地域包括ケアシステム推進の一方策としての在宅医療介護推進の取組み

　地域包括ケアシステムを医療の側面から推進する具体策として，2011〜2012年度の2年間に，国（厚生労働省医政局）の補助金事業として在宅医療連携拠点事業[4]が開始された．在宅医療連携拠点事業に採択された地域（以下，拠点）では，7つのタスク（表2-3-3-1）の達成を目指し，在宅医療介護連携を進めるための拠点機能を果たすために，地域特性を活かしたさまざまな取り組みが展開された[5]．

　この2年間の在宅医療連携拠点事業の成果として，国は「平成24年度在宅医療連携拠点事業の中間まとめ」として，以下3点を提示した[5]．

　（1）拠点事業の効果としては，在宅医療提供機関間のネットワークの構築により在宅医療提供機関数が増加するとともに，重症例への対応機能の強化につながり，在宅医療の充実と在宅医療を含めた地域包括ケアシステムの構築に寄与したと考えられる．

表 2-3-3-1　7つのタスク

①地域の医療・福祉資源の把握および活用
②多職種連携会議の開催（課題抽出，およびカンファレンスを通じた顔のみえる関係）
③研修の実施
④24 時間 365 日の在宅医療・介護提供体制の構築
⑤患者・家族や地域包括支援センター，ケアマネジャーに対する支援や相談窓口
⑥効率的な情報共有のための取り組み
⑦地域住民への普及啓発

　（2）顔のみえる関係性が構築されたことで介護関係者側にとっては医療関係者へのアプローチが容易になり，医療者側の介護への理解も深まった．さらに研修会等で介護関係者の医療分野の知識の充実が図られる等を通じてケアマネジメントの質が向上していると考えられる．

　（3）地域包括ケアシステムの実現のためには，地域において面的に在宅医療・介護連携を展開していくことが不可欠であるが，その推進体制としては地域全体を見渡せ，中立的な立場で関係者間の調整を行うことができる市町村が中心となり，医療側から他職種も含めて地域全体に働きかけやすい医師会等の理解と協力を得て取り組むことが重要であることが改めて確認された．またその前提として都道府県レベルでの関係団体等への働きかけや調整など，都道府県が市町村を支援する体制を整えることも重要である．

　この中間まとめを解釈すると，拠点事業を実施した1つ目の効果として，在宅医療における定量的な充実が図られたことが明記された．2つ目の効果として，サービス提供側における人と人との実際的なつながり（医療と介護の顔のみえる関係構築）の強化というソフト面の充実が図られたことが示された．さらに，3つ目に，市町村行政と郡市医師会回答を中心とした専門的サービス提供機関がつながることの必要性が課題提示されたといえる．

　つまり，人々がそれまで暮らしてきた場所で暮らし続けられる地域をつくるためには，地域包括ケアシステム構築に必要とされる5つの視点である①介護（＋リハ），②医療（＋看護），③予防（＋保健），④生活支援（＋福祉サービス），⑤住居（＋住まい方）が連携・重層化し，1人ひとりの状況に応じて，自助，互助，共助，公助という段階的な4つの支援[6]を組み合わせて，どのレベルの状況の人でも住み続けられる地域をつくっていくことを，医療の側からも積極的に行っていくことの重要性を提起したものととらえられる（図2-3-3-1[7]）．

3．在宅医療連携拠点事業から在宅医療推進事業と地域包括ケア計画へ

　在宅医療連携拠点事業は，2013〜2014 年度には在宅医療推進事業として，地域医療再生交付金を財源に，国主導の事業から都道府県主導の事業へと引き継がれた．すなわち，各地の特性に応じてより確実に在宅医療を推進するために，都道府県は，標準的な規模の市町村（人口7〜10 万人程度）につき在宅医療に必要な連携を担う拠点1か所程度の形成・発展を目途に，実質的な地域包括ケアの構築を担っていくことになる市町村を支援していくことになった[6]．

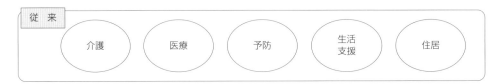

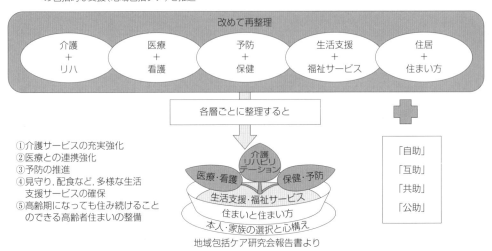

〔厚生労働省：地域包括ケアシステムの5つの構成要素と「自助・互助・共助・公助」平成25年3月地域包括ケア研究会報告書より（http://www.mhlw.go.jp/seisakunitsuite/bunya/hukushi_kaigo/kaigo_koureisha/chiikihoukatsu/dl/link1-3.pdf,2015.5.22）〕

図 2-3-3-1　地域包括ケアシステムの5つの構成要素と「自助・互助・共助・公助」

　この都道府県の取り組みの制度的基盤は都道府県が策定する「医療計画」にある．2013年度からの「医療計画」では新たに，①患者動向に関する情報（往診・訪問診療を受けた患者数，訪問看護利用者数，訪問歯科診療を受けた利用者数，薬剤師による訪問薬剤指導の利用者数，在宅死亡者数など），②医療資源・連携等に関する情報（在宅療養支援診療所や訪問看護事業所を含む在宅医療を担う関係機関数とその位置，医師数や看護師数等を含む在宅医療に携わる人材・体制）が盛り込まれることになっている[8]．さらに，2014年に成立した「医療介護総合確保推進法」により，都道府県は，2025年に向けて病床の機能分化・連携を進めるために，医療機能ごとに2025年の医療需要と病床の必要量を推計し定めることを目的として，2015年4月より「地域医療構想」を策定することとなった．この策定により，2025年の医療需要と病床の必要量が，高度急性期・急性期・回復期・慢性期の4機能ごとに，都道府県内の構想区域（2次医療圏が基本）単位で推計されることになる．こうして，医療の需要と供給のバランスの見合う医療提供体制の構築が都道府県単位で進められることとなった[9]．

　また，市町村が主導する「介護保険事業計画」においても，2015年度の第6期計画以降，在宅医療介護連携の取り組みを本格化するために，上述した「医療介護総合確保推進法」により，これまで医療行政を主管してきた都道府県と介護行政を主管してきた市町村の連携が図られ，

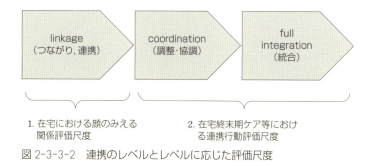

図2-3-3-2　連携のレベルとレベルに応じた評価尺度

医療の側からも介護の側からも,「地域包括ケアシステムの構築」が都道府県の支援の下に市町村主体で進められていく制度的基盤が整えられ, 着実に進められていくこととなった.

4. 自宅での看取りを実現する地域包括ケアシステムと多職種連携

1) 地域における多職種連携の考え方

多職種連携の概念枠組みは, 宮島により3区分が提案されている[10]. すなわち, 医療と介護の統合レベルは, ①患者の退院時に病院から診療所医師への情報提供やケアマネジャーによる日常的な複数事業者間でのサービス調整等の「linkage（つながり）レベル」, ②多職種が統一したケアの方法論をもっており, ひとりの利用者に対して行うべき行動（退院時にケアカンファレンスが開かれることなど）がルール化されている「coordination（調整・協調）レベル」, ③ひとりの利用者に在宅ケアを提供する場合に, あたかも同一の事業者に所属する職員のように組織的に働く「full integration（統合）レベル」, の3区分である.

2) 在宅における多職種間の"連携力"を測る2つの尺度

筆者らは, 2012年度に文部科研費による調査を実施し, 在宅ケアにおける多職種間の連携力を測る2つの尺度を開発した（図2-3-3-2）. 第一の尺度は, ①linkage（つながり）レベルを測る尺度, すなわち, 在宅療養者に関わる医療介護職間の連携のもっとも基本部分となる"顔のみえる関係の程度"を測定する7分類21項目からなる「在宅医療介護従事者における顔のみえる関係評価尺度」である（表2-3-3-2）. なお, 本尺度は, 森田らが開発した, がん患者に関わる病院を含む医療福祉職を対象とした25項目からなる「緩和ケアに関する地域連携評価尺度」[11]をアレンジし, 信頼性・妥当性を確認して開発したものである[12,13].

第二の尺度は, ②coordination（調整・協調）レベルと③full integration（統合）レベルを統合した"終末期や医療ニーズの高い人へのケア提供を目的とした, 他職種と連携をとる際の具体的な行動"を測定する5分類17項目からなる「在宅終末期ケア等における連携行動評価尺度」である[12,14]. なお, 本尺度は, 筆者らが信頼性・妥当性を確認して独自に開発したものである（表2-3-3-3）.

表 2-3-3-2　在宅医療介護従事者における顔のみえる関係評価尺度（7 分類 21 項目）

	そう思わない	あまりそう思わない	どちらでもない	少しそう思う	そう思う
I　他の施設の関係者とやりとりができる					
1 患者（利用者）をいっしょにみている他の施設の関係者に知りたいことを気軽にきける	1	2	3	4	5
2 いっしょにみている患者（利用者）のことで連絡をとるときに躊躇せずに連絡ができる	1	2	3	4	5
3 いっしょにみている患者（利用者）のことで連絡のとりやすい時間や方法が分かる	1	2	3	4	5
II　地域の他の職種の役割が分かる					
4 患者（利用者）に関わる地域の他の職種の困っていることがだいたい分かる	1	2	3	4	5
5 患者（利用者）に関わる自分以外の職種の動き方が実感をもって分かる	1	2	3	4	5
6 患者（利用者）に関わる自分以外の職種のできることが分かる	1	2	3	4	5
III　地域の関係者の名前と顔・考え方が分かる					
7 地域で患者（利用者）に関わっている人の，名前と顔，考え方や方針が分かる	1	2	3	4	5
8 地域で患者（利用者）に関わっている施設の理念や事情が分かる	1	2	3	4	5
9 地域で患者（利用者）に関わっている人の，性格，つきあい方が分かる	1	2	3	4	5
IV　地域の多職種で会ったり話し合う機会がある					
10 患者（利用者）に関わるいろいろな職種が直接会って話す機会がある	1	2	3	4	5
11 普段交流のない多職種で話し，新しい視点や知り合いを得る機会がある	1	2	3	4	5
12 地域連携に関して，課題や困っていることを共有し話し合う機会がある	1	2	3	4	5
V　地域の相談できるネットワークがある					
13 患者（利用者）に関わることで，気軽に相談できる人がいる	1	2	3	4	5
14 患者（利用者）に関わることで困ったことは，だれに聞けばいいのかだいたい分かる	1	2	3	4	5
15 患者（利用者）に関わることで困ったときには，まず電話してみようと思う人がいる	1	2	3	4	5
VI　地域のリソース（資源）が具体的に分かる					
16 患者（利用者）が利用できる地域の介護サービスが分かる	1	2	3	4	5
17 患者（利用者）が利用できる地域の医療資源やサービスが分かる	1	2	3	4	5
18 利用できる地域の医療資源やサービスについて具体的に患者（利用者）や家族に説明できる	1	2	3	4	5
VII　退院前カンファレンスなど病院と地域の連携がよい					
19 退院や入院のときに，相手がどんな情報を必要としているかを考えて申し送りをしたり，情報提供を行ったりしている	1	2	3	4	5
20 在宅（施設）に移行する患者（利用者）については，退院時にカンファレンスや情報共有をしっかり行っている	1	2	3	4	5
21 退院する患者（利用者）について，急に容体が変わったときの対応や連絡先を決めている	1	2	3	4	5

第 2 部・第 3 章　エンド・オブ・ライフを支える地域ケアシステム

表 2-3-3-3　在宅ケアにおける医療・介護職の多職種連携行動尺度（5 分類 17 項目）

	全く当てはまらない	あまり当てはまらない	どちらともいえない	まあ当てはまる	とても当てはまる
Ⅰ チームの関係構築					
1 チームを組んだ他職種と気後れせずに何でもきける関係を築いた	1	2	3	4	5
2 他職種が提供しているサービスの具体的な内容を情報収集した	1	2	3	4	5
3 自身が提供しているサービスの具体的な内容を他職種に伝えた	1	2	3	4	5
4 普段から定期的に他職種との顔合わせの機会をもった（勉強会やカンファレンスなど）	1	2	3	4	5
5 他職種に対してねぎらいの言葉や肯定的評価を伝えた	1	2	3	4	5
Ⅱ 意思決定支援					
6 利用者・家族が病気・病状をどのように理解しているか　①他職種へ伝えた	1	2	3	4	5
7 利用者・家族が病気・病状をどのように理解しているか　②他職種から情報収集した	1	2	3	4	5
8 今後のすごし方に関する利用者・家族の希望を　①他職種へ伝えた	1	2	3	4	5
9 今後のすごし方に関する利用者・家族の希望を　②他職種から情報収集した	1	2	3	4	5
Ⅲ 予測的判断の共有					
10 今後起こりうる利用者の病状の変化（例：病気の進行に伴って生じる症状の出現など）について，自身の専門性から予測し他職種に伝えた	1	2	3	4	5
11 今後起こりうる利用者の生活状況の変化(例：食事の摂取量や排泄の自立度の低下など)について，自身の専門性から予測し他職種に伝えた	1	2	3	4	5
12 今後起こりうる家族の状況の変化（例：家族の気持ちや介護負担の増強など）について，自身の専門性から予測し他職種に伝えた	1	2	3	4	5
Ⅳ ケア方針の調整					
13 ケア方針・ケア計画について他職種と意見交換した	1	2	3	4	5
14 ケア方針・ケア計画についてチーム全体で合意を図った	1	2	3	4	5
15 病状の変化に応じてケアプランの変更（他職種のサービス内容や頻度も含め）をチームを組んだ他職種に提案した	1	2	3	4	5
Ⅴ 24 時間支援体制					
16 平常時において，チームを組んだ他職種間で情報共有できる体制をとった（連絡網や情報交換ツールなど）	1	2	3	4	5
17 緊急時において，チームを組んだ他職種間で即座に連絡が可能な体制をとっていた	1	2	3	4	5

3）自宅での看取りを支える職種別の連携の特徴と役割

　筆者らは，2012 年度に，上記 2 尺度を用いて，在宅医療連携拠点事業に採択された 3 地域（岩手県盛岡市，大分県別府市，新潟県魚沼市）の 4 職種（在宅医，訪問看護師，ケアマネジャー，介護職）1,182 人を対象に多職種連携の状況を明らかにするための調査を実施した．結果，在宅医 77 人，訪問看護師 111 人，ケアマネジャー 230 人，介護職 178 人から回答を得た（回収率 50.4％）．表 2-3-3-4 に各職種の特徴と 2 つの尺度得点を示す．

表 2-3-3-4　対象の特徴（職種比較）

項目	在宅医師 $n=77$ (100%)	訪問看護師 $n=111$ (100%)	ケアマネジャー $n=230$ (100%)	介護職 $n=178$ (100%)	F値[a] または χ^2値[b]	P値
	平均±SD または n（%）					
専門職の性別（男性）	72（93.5）	2（1.8）	51（22.2）	15（8.4）	252.7	<.001
専門職の年齢	59.0±10.9	47.1±8.5*	47.2±9.9*	46.8±12.1*	29.1	<.001
地域での実践経験年数	29.4±11.1	16.8±9.9*	6.3±4.2*	8.0±5.1*	243.0	<.001
多職種連携会議[c]への参加（あり）	24（31.2）	74（66.7）	144（62.6）	48（27.0）	72.6	<.001
多職種連携会議[c]への参加回数（年間）	1.4±3.4	2.6±2.8*	3.0±4.3*	0.9±1.9	13.9	<.001
在宅終末期ケア研修会の受講経験（あり）	14（18.2）	79（71.2）	160（69.6）	59（33.1）	90.0	<.001
関わった利用者　終末期の利用者	19（24.7）	86（77.5）	127（55.2）	69（38.8）	36.3	<.001
医療ニーズが高い利用者	10（13.0）	13（11.7）	66（28.7）	31（17.4）		
その他	7（9.1）	4（3.6）	26（11.3）	30（16.9）		
不明	41（53.2）	8（7.2）	11（4.8）	48（27.0）		
利用者の疾患（がん）	15（19.5）	60（54.1）	97（42.2）	50（28.1）	28.5	<.001
在宅療養期間　1か月以内	5（6.5）	28（25.2）	24（10.5）	18（10.1）	28.6	<.001
半年以内	13（16.9）	49（44.1）	85（37.0）	42（23.6）		
半年以上	17（22.08）	26（23.4）	107（46.5）	70（39.3）		
不明	42（54.5）	8（7.2）	14（6.1）	48（27.0）		
在宅医療介護従事者における顔のみえる関係評価尺度（得点）						
因子1：他の施設の関係者とやりとりができる[d]	11.1±3.2	11.1±2.8	12.0±2.6	10.5±3.2	9.3	<.001
因子2：地域の他の職種の役割が分かる[d]	9.4±3.1	10.3±2.1*	10.9±2.4*	10.3±2.6*	6.1	<.001
因子3：地域の関係者の名前と顔，考え方が分かる[d]	7.5±3.1	7.9±2.4	8.8±2.9*	8.6±3.0*	4.9	<.01
因子4：地域の多職種で会ったり話し合う機会がある[d]	7.8±3.6	9.7±2.7*	9.7±3.2*	8.4±3.5	8.9	<.001
因子5：地域の相談できるネットワークがある[d]	9.6±3.5	11.2±2.9*	11.2±3.0*	11.1±3.3*	3.9	<.01
因子6：地域のリソース（資源）が具体的に分かる[d]	8.7±3.2	10.6±2.8*	11.9±2.6*	11.2±2.7*	21.9	<.001
因子7：退院前カンファレンスなど病院と地域の連携がよい[d]	8.9±3.6	11.6±2.3*	11.8±2.4*	10.3±3.0	17.0	<.001
在宅終末期ケア等における連携行動評価尺度（得点）						
因子1：チームの関係構築[e]	18.1±4.5	18.1±3.5	19.1±3.8	17.2±4.9	5.7	<.001
因子2：意思決定への支援[f]	14.2±4.3	15.5±3.7	15.4±3.4	13.3±4.6	8.2	<.001
因子3：専門職の判断の共有[d]	11.0±3.6	11.3±3.0	9.6±3.1	9.2±3.8*	3.8	<.01
因子4：ケアの統一[d]	9.7±3.5	10.3±2.5	11.4±2.9*	9.6±3.9	9.3	<.001
因子5：連携体制[g]	7.9±2.3	8.7±1.6*	7.9±2.0	8.0±2.4	3.8	<.01

a：一元配置分散分析を実施．全体に有意差が認められた場合さらに事後テストを実施した（医師を水準として看護師，ケアマネジャー，介護職の平均値に統計学的有意差（$p<.05$）が認められた場合は，その職種の数値の右肩に＊と表記した）．

b：χ^2検定を実施．

c：2012年度の在宅医療連携拠点事業として開催された多職種連携会議および研修会

d：得点の範囲は3〜15点，e：得点の範囲は5〜25点，f：得点の範囲は4〜20点，g：得点の範囲は2〜10点

第2部・第3章　エンド・オブ・ライフを支える地域ケアシステム　165

　職種別の連携の第一の特徴は，訪問看護師とケアマネジャーは，拠点の開催した多職種連携会議への参加率が6割台と高く，かつ参加回数も多かった．また，一般公開されている在宅終末期ケア研修会の受講経験も，訪問看護師とケアマネジャーが約7割と高かった．この結果から，"訪問看護師とケアマネジャーは，多職種連携会議への参加や研修会受講をより積極的に行っており，顔のみえる連携を進めるための行動を具体的に取っている職種である"ことが示された．

　第二の特徴は，訪問看護師は，在宅チームで関わった利用者のうち，圧倒的に多くの終末期の利用者に関わり（77.5％），かつ，がんの利用者をより多く支えていた（54.1％）．また，在宅療養期間について，ケアマネジャーと介護職は半年以上療養する利用者に多く関わっていたのに対して（46.5％，39.3％），訪問看護師は在宅療養半年以内（44.1％）と1か月以内（25.2％）の利用者に高い割合で関わっていることが示された．このことから，"訪問看護師は，在宅チームのなかで，終末期やがんの利用者と，在宅療養期間の短い状態変動の大きい利用者を中心的に支えている，すなわち，在宅看取りを支えている中心的役割を果たしている"ということが明らかにされた．

　第三の特徴は，「在宅医療介護従事者における顔のみえる関係評価尺度」の7因子いずれもケアマネジャーの得点がもっとも高く，次いで訪問看護師の得点が高かった結果から，"ケアマネジャーは地域のなかで顔のみえる関係構築を推進する中心的な役割を担っており，また，訪問看護師はケアマネジャーに次いで顔のみえる関係構築を推進している"状況が数値的に示された．

　第四の特徴は，「在宅ケアにおける医療・介護職の多職種連携行動尺度」の5因子の得点の結果から，「意思決定支援」の得点は訪問看護師とケアマネジャーが高く，「予測的判断の共有」の得点は，医師と訪問看護師が高く，「24時間支援連携体制」の得点は，訪問看護師が高いことが示された．この結果から，①訪問看護師とケアマネジャーは，利用者・家族に病気や病状の理解を促す役割を果たしていること，②医師と訪問看護師は，今後起こりうる利用者の病状変化を含み，利用者と家族の状況の変化を予測して他職種に伝えるという医療的な予測に関する連携の中心的役割を果たしていること，③訪問看護師は，緊急時を含む24時間の連絡体制を整える役割を中心的に果たしているという3つの各職種の役割が数値的に示されたといえる．本調査により，医療ニーズの高い在宅療養者の今後の増加が見込まれるなか，医師と訪問看護師とケアマネジャーは連携しながら，このような自宅での看取りを実現するための支援を担っている状況が実証されたととらえられる．

5．自宅での看取りを実現するための各職種の役割

　前述のように，在宅医療介護連携に関する国レベルで始められた事業を発端として，2025年に向けて，政策的に地域包括ケアシステムの構築が全国的に進められていく．この地域包括ケアシステム推進のなかで，今後，自宅ですごし，歳を重ね，その結果として看取りを迎える人

も増えていく．看取りは突然起こるものではなく，その人が生活する地域で療養生活を送るなかで自然の経過として起こってくるものであり，特別なものではない．

　在宅ケアに携わる医療介護従事者は，このような過程を経て住み慣れた自宅で最期を迎えたいと望む人を支える専門職であることを理解することが重要となる．そして，自宅での看取りを実現するための自らの役割を，これまでの「個別ケア」を中心とした自らの専門職単独のサービス提供の考え方から，地域全体でさまざまな状況にある人をさまざまな支援を組み合わせて，面で支えていく延長上に看取りが起こることを認識することが求められる．

　在宅での看取りを実現する地域をつくるためには，まずは，医師と看護師を中心とした医療専門職は，自らの看取りのケア技術を高めていくことが求められる．加えて，看取りを支えるために必要な支援を，適切なタイミングを予測しながら，介護職や地域住民を含めた支援者も含めて面で支え，展開していくためのコーディネーターとなることが要求される．このためには，日ごろから顔のみえる関係が構築できる「多職種連携」を深め，支援の必要な人々を，それぞれのステージに応じて多職種間で役割分担して支えていく体制をつくっていくことが求められる．地域で暮らすさまざまなステージにある人々が，それぞれのステージごとに安心してすごせる地域を育てることで，その地域で暮らす人々はこの地域で最期まですごしたい，最期を迎えたいと望むようになる．その結果として，看取りを支える医療介護専門職のエンド・オブ・ライフケアのスキルが高まり，自宅での看取りを実現する地域が成熟していくという好循環が生まれることになる．役割認識のキーワードは，それぞれの専門性に基づいた役割発揮と連携といえる．

【第3章Ⅲ．文献】

1) OECD Factbook 2009：Economic, Environmental and Social Statistics（Tables：Population aged 65 and over）（http://lysander.sourceoecd.org/vl=2703331/cl=19/nw=1/rpsv/factbook2009/01/02/01/index.htm, 2013.11.2）．

2) 国立社会保障・人口問題研究所：都道府県の将来推計人口（平成14年3月推計）（http://www.ipss.go.jp/pp-fuken/j/fuken2002/fuken2002.pdf,2013.11.2）．

3) Fukui S, Fujita J, Tsujimura M, et al.：Late referrals to home palliative care service affecting death at home in advanced cancer patients in Japan：A nationwide survey. *Annals of Oncology*, **22**（9）：2113-2120（2011）．

4) 厚生労働省：在宅医療・介護あんしん2012（http://www.mhlw.go.jp/seisakunitsuite/bunya/kenkou_iryou/iryou/zaitaku/dl/anshin2012.pdf,2013.11.2）．

5) 国立長寿医療研究センター在宅連携医療部：在宅医療と介護の連携について（http://www.ncgg.go.jp/zaitaku1/pdf/jinzaiikusei/2013/sym2_1022_nakura.pdf,2013.11.2）．

6) 厚生労働省：在宅医療・介護の推進について（http://www.mhlw.go.jp/seisakunitsuite/bunya/kenkou_iryou/iryou/zaitaku/dl/zaitakuiryou_all.pdf,2013.11.2）．

7) 厚生労働省：地域包括ケアシステムの5つの構成要素と「自助・互助・共助・公助」平成25年3月地域包括ケア研究会報告書より（http://www.mhlw.go.jp/seisakunitsuite/bunya/hukushi_kaigo/kaigo_koureisha/chiikihoukatsu/dl/link1-3.pdf,2015.5.22）．

8) 三浦久幸：在宅医療連携拠点事業における国立長寿医療研究センターの役割について．日本在宅医学会誌，**14**（2）：25-29（2012）．

9) 厚生労働省：地域医療構想について（http://www.mhlw.go.jp/stf/seisakunitsuite/bunya/0000080850.html,2015.5.22）．

10) 宮島俊彦：地域包括ケアの展望；その4 医療と介護の統合. 社会保険旬報, **2513**：24-31（2012）.
11) 森田達也, 井村千鶴：「緩和ケアに関する地域連携評価尺度」の開発. *Palliative Care Research*, **8**（1）：116-126（2013）.
12) 福井小紀子：「在宅医療連携拠点事業」の成果と展望；2025年に向けた「連携力」とは. 訪問看護と介護, **19**（1）：16-23（2014）.
13) 福井小紀子：「在宅医療介護従事者における顔の見える関係評価尺度」の適切性の検討. 日本在宅医学会誌, **16**（1）：5-11（2014）.
14) 藤田淳子, 福井小紀子, 池崎澄江：在宅ケアにおける医療・介護職の多職種連携行動尺度の開発. 厚生の指標（2015）.

（福井小紀子）

IV. グループホーム，小規模多機能など多様な「自宅」での看取りを実現する重要性と実例
——自宅ではないもうひとつの「家」での看取りから——

1. はじめに

　現在多くの人が病院で亡くなられていることはよく知られた事実である. 厚生労働省の調査によれば, 終戦直後の自宅死割合は, 82.5%であったが, 1970年代後半を境に12.4%（2009年）まで落ち込み, 逆に病院死の割合が78.4%である. しかし, 日本ホスピス・緩和ケア研究振興財団が2012年に行った調査[1]によれば, 余命が限られている場合,「自宅ですごしたい」と希望した人の割合は, 80%を超えていた. 自宅を希望する背景には, 住み慣れた環境のなかで, こころ穏やかに看取られながら最期を迎えたいという気持ちがあるからではないだろうか.
　本稿では, さまざまな事情で, 自宅で暮らすことが困難となり, 自宅以外の施設で暮らすことになった高齢者を取り上げ, 人生の最期のすごし方を考えてみる. 自宅ではないもうひとつの「家」であっても, その人の尊厳が護られることが望まれる. そこで, 最初に現在の高齢者の心身の状況を勘案する. 次に, 自宅ではないもうひとつの「家」でのエンド・オブ・ライフを考える. 最期に実践事例を紹介し, 課題を検討する.

2. 高齢者の心身の状況

　2013年10月1日のわが国の老年人口の割合（以下, 高齢化率）は, 25.1%である[2]. 2060年には, 高齢化率39.9%に達し, 2.5人に1人が65歳以上の高齢者となると推定されている. また, 2013年の65歳以上の高齢者のいる世帯数は2242万世帯であり, 全世帯（5011万世帯）の44.7%を占める. すなわち, 三世代世帯は減少傾向である一方, 単独世帯, 親と未婚の子のみ

の世帯は増加傾向にある．そして，高齢者のひとり暮らしは，男女ともに顕著に延びている．ひとり暮らしを続けたいと願っていても，ひとり暮らしへの不安・不便さから施設を選択する状況が生じる．これまでの調査によれば，ひとり暮らし高齢者では，他の世帯（夫婦2人世帯，2世代世帯）に比べ，健康や生活費など経済的な心配事を抱えている人の割合が高いことがわかっている[3]．

　また，認知症患者は，2025年に470万人と推計されている．この数は，前述の高齢者世帯が増加することを考えると，老老介護のなか，自宅での生活が困難になる可能性を示している．認知症だけではなく，高齢になれば，おのずと病気や障害を併発する．高齢者の健康状態は，年齢が上昇するにつれ，病気やけが等で自覚症状がある者（有訴者）の割合が高くなる．

　健康づくりの基盤は，基本的な生活にあり，食事・運動・睡眠（休養）の他に，趣味や娯楽などの余暇活動，社会活動なども高齢期の生活には重要であることはいうまでもない．社会参加や人との交流は，どの世代においても欠かせないが，老後の長期化が進むなかで孤立に陥りやすい高齢期においては，心身の健康保持のために重要である．よって，認知症を患ったとしても，治療中心の病院ですごすのではなく，なじみの関係形成がある住み慣れた地域のなかでこそよりよい生活が送れるのではないかと考えられる．

3．自宅ではないもうひとつの家

　自宅で最期の時をすごしたいと願う高齢者は多い．そして，高齢者の多くの人の願いは，歳をとれば人の世話にならず，ぽっくりと逝きたいということである．高齢になれば若いときのように身体が動かなくなる，記憶力も低下する．だれしも歳を重ねるごとに「老い」を自覚させられる．そのような状況であっても，できる限り人に迷惑をかけずに暮らしたいと願っているのが，現在の高齢者ではないだろうか．日常生活のなかで自由な自己決定が行えることこそ「尊厳ある生活」ではないかと考える．そのような生活が送れることを多くの高齢者は願っている．だからこそ，住み慣れた自宅での生活を望むのだと考える．しかし，介護が必要になったとき，さまざまな事情から住み慣れた自宅を離れ自宅以外の施設に入所することになる．

　自宅以外の高齢者の生活の場には，介護保健施設（特別養護老人ホーム，老人保健施設，介護療養型医療施設），居住施設（認知症対応型グループホーム，有料老人ホーム，経費老人ホーム，養護老人ホーム），小規模多機能型居宅介護，高齢者サービス付き住宅等がある．今後，さまざまな「場」で人生の最期を迎える人が多くなると思われる．

　病院・介護系の施設は，昼夜を問わず職員が対応をしてくれる．近年では，認知症対応型グループホームや小規模多機能型居宅介護施設など，終の棲家となる可能性がある居住施設では，可能な限り在宅での生活に近づけ，高齢者の自己決定を尊重するような取り組みがなされつつある．自宅ではないが，「家」に近い形でなじみの関係をつくり，入居者に合わせた生活時間ですごすことが可能な空間である．このような空間のなかで，穏やかな日々がすごせるよう，さまざまな取り組みがなされている．

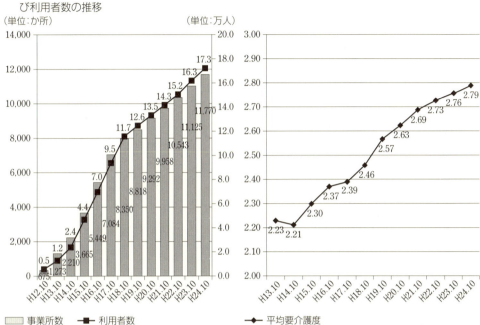

a）〔平成12～20年 厚生労働省「介護サービス施設・事業所調査」，平成21～24年 厚生労働省「介護給付費実態調査」（各11月審査分）〕
b）〔平成21～24年 厚生労働省「介護給付費実態調査」（各11月審査分）〕

図 2-3-4-1　認知症高齢者グループホームの事業所数および利用者数の推移とグループホーム入居者の平均介護度の推移

4．グループホームでの看取り

　1980年代スウェーデンでは，家庭的な雰囲気のなかで，1人ひとりの気持ちを大切にするケアを取り入れたグループホームが始まった．1990年代に入ると，わが国でも先駆的な取り組みとして認知症グループホームが始まり出した．1997年に痴呆対応型共同生活介護援助事業制度が創設され，2000年には介護保険制度のひとつのメニューとして位置づけられた．その後，グループホームの開設は進み，2012年11月には11,770か所となっている（図2-3-4-1）．

　グループホームの基本的な考え方としては，家庭的な環境と地域住民との交流の下，日常生活上の世話と機能訓練を行い，能力に応じた日常生活を営めるようにすることである．開設当初は，軽症の認知症を想定していたが，現在では，住み慣れたグループホームで最期を迎える人も増えてきている．

　グループホームケアのあり方は，パーソン・センタード・ケアの立場に立ち認知症の「人」をとらえ，支援することだと考える．支援の内容は，認知症の人が，自由で安らぎのある暮らし，喜びのある暮らし，自分らしさを保てる暮らし，仲間との暮らし，地域で暮らすことなどを実現させることである．

グループホーム協会の調査[4]によれば，グループホームの入居者および家族の意識として，身体状況が悪化したときに希望する介護の場所は「現在のグループホーム」が68.1％ともっとも多く，次いで「介護施設」「病院」「自宅」と続く．また，入居者の看取りの場所も，全体の63.9％が「グループホーム」であった．この背景には，入居者にとってもまた家族にとっても，住み慣れた場所で，なじみの関係が築かれたなかで安心感が得られているからではないだろうか．

さらに，同グループホーム協会の調査によれば，グループホーム内での看取り割合は37.2％である．さらに今日では，グループホーム内の重度化が進み，終末期ケアが重要課題となっている．グループホームでの看取りは，病気に焦点をあてるのではなく，家族支援も含めて本人が最期までその人らしく生きるための支援である．

5．事例「最期までその人らしく生きる：グループホームでの看取り」

Aさんは，90歳の女性である．

生まれは福岡県だったが，結婚と同時に岡山県に来た．子どもは3人いるが，それぞれ独立をして生計を立てている．

若いときからAさんは働き者であった．パートの仕事をしながら，家事を切り盛りし，夫と2人で3人の子どもを育てた．子どもたちが独立してからは，夫と畑仕事をしながらすごしていた．7年前に夫が亡くなってからも，子どものところにはいかず，畑仕事や自治会の仕事などをしながらひとり暮らしを送っていた．地域活動にも出かけるなど社交的であった．しかし，5年ほど前から認知症の症状が出始めた．近くに住む娘さんが時々Aさんのようすをみにきていた．Aさんは，介護保険のデイサービスを活用しながら在宅での生活をすごしていたが，2010年，自宅のトイレで転倒し，腰椎の圧迫骨折をしてしまった．トイレ誘導が必要となり，しばらく娘さんが同居していたが，日常の排泄・入浴等に介助が必要となり，会話も意味不明なことを言い出したため，デイサービスが運営するグループホームに入居の相談をした．その間，グループホームの短期利用を試みた．利用中のAさんのようすは，食事をつくったり，洗い物をしたりと自ら進んで行っていた．娘さんは，本人の穏やかなようすをみて，2010年11月，入居を決意した．

グループホームでは，入居当初，慣れないようすでうろつくこともあったが，スタッフの関わりと見守りの姿勢に，徐々に落ち着きを取り戻した．1週間ほどで，社交的な面が表れだし，食事づくりや歌などに積極的に参加していた．意思疎通は，困難な面もあったが，笑顔があり，楽しんでいるようにみえた．また，週に1回程度であるが，娘や息子がグループホームに面会に来ていた．

2011年3月ごろから，食事づくりへの参加が減り，歌などへの興味もなくなってきた．意思疎通も困難となり，同時に食事量も減り，体重も減少していった．そのころから車いすでの生活が始まり，活気がなくなっていった．

2011年6月には，尿意もはっきりしなくなり，おむつを使用した．車いすでの座位保持もむずかしくなり，水分でもむせるようになった．家族に，最期の時期が近づいていることを話し，看取りの意向を家族に尋ねた．娘さんをはじめ，家族全員が最期までグループホームで看てほしいと話され，ホーム内での看取り介護が開始された．

グループホームでは，最期の看取りをホーム内で行うことについて，会議が開催された．それぞれの職員が意見を述べた．「正直，看取りは恐い」という意見もあったが，家族の思いを大切にし，自然な形で看取りが行えるよう，医療機関との連携も図りながら，自分たちになにができるのかを話し合った．看取りに関する学習会が何度か開催され，看護師から講義を聞いた．また，家族にもできる限り時間のあるときにはきてもらい，食事や着替えなどいっしょに行った．Aさんと家族の意向が最大限に尊重され，日常生活の延長線上に看取りが存在するという思いで，Aさんらしい日々の暮らしを大切にすることを心がけた．

亡くなる前の1週間ほど前から血圧が測れなくなった．呼吸も下顎呼吸となり，尿量も減少した．たんの喀出がむずかしくなってきたため，医療機関から簡易の吸引器をもってきてもらった．吸痰方法を看護師から学び，娘さんが実施した．

医療機関への連絡は毎日行い，往診は随時お願いした．娘さんといっしょに顔を拭いたり，口腔ケアを行った．娘さんの子どもも参加し，Aさんに話しかけたりしていた．

臨終期は，突然であった．その日は，比較的穏やかな呼吸をされていたため，娘さんたちもいったん帰宅された．その直後，急に呼吸が速くなった．すぐに家族に電話をし，同時に医師，看護師を呼んだ．家族が揃って見守るなか，息を引き取られた．

看取りの意向を確認してから46日後であった．

6. 看取りの課題

1）グループホームの理念

グループホーム協会の調査によれば，医療連携体制加算を算定している事業所は73.4%であり，地域差が認められた．外部の医療機関等と契約をしている事業所は49.2%（病院15.1%，診療所10.0%，訪問看護ステーション24.1%）で，内部で看護師を雇用している事業所は39.6%（常勤看護師17.9%，非常勤看護師21.7%）であった．医療・看護の介入は十分に進んでいる状況とは言い難い．また，加算を取りたいが，看護師を雇えないという状況もある．今後入居者の重度化が進行するなか，看取りに関しては，多くの事業所が職員の精神的負担が大きいと挙げている．しかし，看取りをすることで「利用者や家族の満足感を得た」「職員の意識やスキルが向上した」等のメリットもある．施設，職員にとってメリットになるかどうかは，看取りのプロセスが関与すると思われる．すなわち，大切なことは利用者が日常生活のなかで自分らしく生きていく支援を最期まで実践することである．その際，家族と協力体制を組み，家族の役割を奪うことなく，自然な死として家族とともにケアを行うことである．このようなケア理念が職員に共有されることによって，家族や他機関等に浸透するものと考える．このような取

り組みこそ，重要な課題であると思われる．

2）生と死

　看取りの不安には，施設職員の不安と家族の不安があると考えられる．

　施設職員の看取り不安は，医療連携を行うことで解消されるものではない．昨今，グループホーム職員のなかには，身近な人の看取り経験がないという者が多くなっている．自然な死でさえ看取り経験のない者にとっては不安である．特にグループホームのような職員体制が少ない夜勤帯等では，「医療連携」をしていたとしてもストレスは高まる．そのためのストレス対策や人員整備など今後の課題である．

　また，家族の不安は，医療施設ではないところで看取ることへの不安と施設看取りを決断したことへのジレンマではないかと考える．いずれにしても，このような漠然とした不安・ジレンマに対しては，「教育」が必要と思われる．たとえば，人の「死の軌跡」を知ることで，心の準備ができてくる．職員の場合，どのような状況が危険な状態であるかも学ぶことで，早期に発見し，医療につなげることが可能となる．家族の不安やジレンマに対しては，職員の働きかけが必要となる．特に，本人の意思確認，ここでは死についての意向ができていない場合，家族は悩むところである．

　死について若いときから考えておくことは重要なことである．死は，必ずだれにも平等に生じることであり，死を考えることは，生を考えることでもある．家族のなか，あるいは社会の場で，生と死を考えられるような社会教育が今後の課題と思われる．

7．まとめ

　自宅以外の「家」で看取られる人々が増えつつある．看取られる場がどこであろうと，看取る側のわれわれが生活の延長線上での看取りを可能にするかどうか問われている．いずれは訪れる「死」を問題にするのではなく，それまでの「生」のすごし方に周囲の者はエネルギーを注ぎ，本人と目標を同じにして生活することが大切だと考える．

【第3章Ⅳ．文献】
1）日本ホスピス・緩和ケア研究振興財団：ホスピス・緩和ケアに関する意識調査 2012 年 （http://www.hospat.org/research1-3.html,2013.11.20).
2）厚生労働統計協会：厚生の指標　増刊　国民衛生の動向 2014/2015. **61**（9）（2014).
3）内閣府政策統括共生社会政策担当：平成 23 年版　高齢社会白書（2011).
4）日本認知症グループホーム協会：認知症グループホーム実態調査事業報告書．平成 21 年度　老人保健健康増進等事業による研究報告書（2010).

（谷垣靜子）

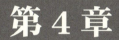

エンド・オブ・ライフケアを担う人材育成と啓発普及

I. 看護教育におけるカリキュラム上の課題と将来展望

1. 保健師助産師看護師養成所指定規則の改定；統合分野における在宅看護のあり方

1) 在宅看護の教育

　在宅看護は，1997 年の保健師助産師看護師養成所指定規則の改定時に，「在宅看護論」としてカリキュラムに組み入れられ，独立した科目として教育がなされるようになった．看護基礎教育機関においては，それまで在宅看護を教育研究の専門領域としていた教員はほとんどいなかったため，老年看護学，地域看護学，基礎看護学などの教員が在宅看護の科目や実習を合わせて担当していたところが多かった．在宅看護論がカリキュラムに登場してからすでに 16 年経ったが，看護大学等の教育機関では，いまだに独立した教育研究分野として在宅看護を挙げているところは多いとはいえない．看護系大学の在宅看護学教育を担当する教員に関する調査[1]では，在宅看護学のみを担当するのは 35％，地域看護学と兼務担当は 43％である．変化の時期の現状を問う調査であり，回収率が 36％と低いことを考慮すると，教員の確保に課題をもつ多くの大学の実態は，在宅看護学の教育分野としての独り立ちはまだ十分ではないと考えられる．

2) 現在の医療における在宅看護の役割

　医療全体の流れとしては，医療施設での診断治療の期間や在院日数の短縮が勧められ，その後の自宅での療養の充実に力を入れることとなった．当然，在宅看護を担う看護職の数と質の向上には，国民の大きな期待が寄せられた．基礎看護教育においても，在宅看護の科目をどのように位置づけるか検討し，今後の医療に寄せられる期待にこたえられるよう看護職の育成を見直すことが必要となった．

　また，保健師教育選択制の影響を受け，在宅看護が統合分野のなかで看護職として習得すべき地域看護の教育を担う動きになっている．在宅看護に関わる者は，訪問看護の実践や教育のみならず，急性期病院での治療時期以外にある療養者を支える外来看護や退院支援における役割，保健医療福祉と協働して入所や通所の社会資源を活用し療養体制を整える役割，そして，このような役割を果たせる社会の仕組みづくりやその管理などの役割に関する教育も，在宅看護学であるという自覚が必要と考える．

3) 統合分野としての在宅看護

　2012 年に指定規則の改定があり，在宅看護論は，臨床実践の専門分野において学んだ知識技術を統合させる「統合分野」に含まれることとなった．在宅看護が統合分野に位置づけられる

ことによって，領域別の臨床専門の科目としてとらえられにくくなり，在宅看護が独立して教育活動を行う領域となるには時間が必要であろう．

　分野の位置づけのみならず，担当できる教員の不足は大きな問題であると考える．看護教育の大学化，さらに臨床看護師の大学院進学の傾向が強まることにより，大学院設置を目指す教育機関は，博士の学位をもつ教員を求めるようになる．病棟勤務を経て訪問看護等の在宅看護の実践の場に進んだ者は，学位取得に向けての取り掛かりが遅くなりがちである．大学側として，在宅看護の担当教員を望んでいても，高度化する看護教育で要求される学位や教育経験を十分満たした人材を得ていくことには，現在のところ限界がある．統合分野に位置づけられ，大学院化が加速するなかで，在宅看護の教育はなかなか先が見いだせない状態にあるといえる．

2．多領域の看護学におけるエンド・オブ・ライフのとらえ方

1）在宅看取りの推進

　自宅での看取りを含め在宅療養の推進，在宅医療の充実が求められ，病院で死を迎える人の割合は，2005年には79.8％であったのが2009年には78.4％とわずかに減り，在宅での看取りは14.4％から15.7％へとわずかに増えている．最期まで自宅で暮らせるような地域づくりを念頭においた地域包括ケアの考え方が広まれば，エンド・オブ・ライフケアが在宅看護の重要なものとして地域社会に知られ，期待され，そしてこたえられるようになると考える．このような在宅看取りへという動きの促進は，これを担う医療者育成にもつながる．医師不足の現状では，在宅緩和ケアとして医療提供できる看護職の役割拡大が望まれる．疼痛緩和等に対応できる医療知識および技術，多様な症状に対応できる看護技術，そして地域や施設を問わず，必要な医療福祉介護に関わる資源の活用ができるコーディネート力をもった看護職の育成は，基礎教育の時期の土台づくりから始まると考える．

2）多領域で学ぶ終末期ケア・在宅終末期ケア

　在宅看護学の位置づけや今後の見通しに不確かさがあるのと同様，エンド・オブ・ライフケア看護の教育体制についても，それぞれの教育機関の取り組みに任せられているのが現状で，手探りの状態であるといえる．

　2012年度「先導的大学改革推進委託事業　高齢社会を踏まえた医療提供体制見直しに対応する医療系教育のあり方に関する調査研究」[2)]において，終末期ケア・在宅終末期ケアに関する看護学教育の実態についてシラバス調査や質問紙・面接調査を行っている．シラバス調査では，89％が終末期ケアを必修科目のなかに入れており，50％が在宅終末期ケアの教育内容を必修科目に含んでいる．含まれている科目のタイトルは，「終末期ケア」に関連していないものもあり，基礎看護，成人を中心とした対象別家族看護，そして，社会・心理・人類学等看護専門科目以外も挙げられている．特に，がん看護関連として成人看護学は15％でもっとも多いが，それに次いで在宅看護と高齢者看護が同様12％弱で並んでいることは興味深い．エンド・オブ・

ライフケアの教育内容を含む科目タイトルがたいへん多様であり，どの専門領域や教育担当分野も基礎看護教育として重要ととらえていることが分かる．病院施設での看取りから，自宅での看取りへと流れを変えようとしているなか，その担い手となる看護職育成につながる教育が，すべての科目に位置づけられ，土台になってきているといえよう．そして，基礎教育内容の土台を変えることにより，今後の実践者の意識づけや現任教育を強化することが可能となると考える．また，在宅看取り指向の保健医療体制に対応すべく，必要な終末期の知識を地域での保健活動や一般の人々への啓発など広く取り入れ，エンド・オブ・ライフケアが多様な場面で取り扱われていくことに期待したい．

3）がん患者にとってのエンド・オブ・ライフ

　看取りを含めた人生の終末期にある人々へのケアは，がん終末期にある人々に対して「ホスピスケア」「緩和ケア」「ターミナルケア」の概念が多く使われている．エンド・オブ・ライフという言葉が使われるようになった当初，「エンド」という言葉は，「ターミナル」よりも強く「終わり」を意識させるものであると避けられる傾向にあった．しかし，近年のがん化学療法の進歩は目覚ましく，治療効果がみられなくなると，次のレジメンが提案されるようになり，「終わり」の始まりがあいまいなまま最後の時期となる可能性がある．病気の進行と，その人の人生の終わりに向けての生き方の双方の視点で考えることがむずかしくなってきているのかもしれない．「終わり」を意識したくともできなくなってきているといえる．

4）高齢者にとってのエンド・オブ・ライフ

　一方，人生を生き抜いた高齢者に対する終末期ケア，ターミナルケアの様相を的確に表すものとして，エンド・オブ・ライフの言葉が使われるに至ったと考えられる．"団塊の世代が高齢者になる"と叫ばれ，高齢社会の到来を待ち構えるようにしている現在のわが国では，健康な高齢者でいること，自立した高齢者でいること，そして，「終わり」を見据えて次の世代にいまの日本社会を引き継ぐことが，高齢者の役割とされる．「死ぬこと」や「終わり」を忌み嫌い，対処を先延ばしにはできない状況が現代社会である．それぞれがしっかりと自身のエンド・オブ・ライフ，人生の終わりを考えなければならない．そのような自覚がエンド・オブ・ライフの言葉の受入れに影響していると考える．

3．在宅看護とエンド・オブ・ライフケア教育の融合

1）訪問看護は重症者看護

　介護保険制度導入後，介護福祉のサービス提供者の活躍は目覚ましく，多くの自宅療養者，特に高齢者はヘルパー等の支援を受けることで自宅での生活を送ることができるようになった．在宅看護学のなかで，訪問看護師の活動は重要な部分を占めるが，訪問看護が家庭に入る前に，ヘルパーが療養者の生活を支えている場合が多い．そして，ヘルパーでは関わりきれな

いようなリハビリテーションが必要になったり，医療処置への対応を迫られたりしたときに，訪問看護への依頼となることが多い．すなわち，"重症になったら訪問看護"というような暗黙の共通理解があるのが現在の在宅療養支援の状況である．よって，訪問看護の対象者は，重症で医療処置が必要な人，すなわち，退院直後のリハビリテーション，医療処置の多い難病療養者，症状コントロールが求められる終末期患者が多く，要介護4や5といったほぼ全介助の療養者となる．

2）エンド・オブ・ライフケアの学習ニーズ

訪問看護師の学習ニーズには，基本的な在宅看護の知識技術の習得とともに，介護保険や医療保険の制度改革の際のさまざまな法制度への対応のための知識や情報の学習が必要とされている[3]．しかし，前述のような訪問看護の対象者の特性の影響で，重症者ケアにも関心が高い．訪問看護師のOJTシートを用いた個別学習プログラムを開発検討する研究の基礎調査として，10年前に管理者対象に行った調査[4]では，ターミナルケアの学習機会を望んでいるものが多かったが，最近の訪問看護師を対象とした調査[5]でも，「在宅ターミナルケアに関すること」「疾患の特徴に対応した看護」「家族支援に関すること」が主たる学習ニーズであったとしている．社会の動きからの要求，また，訪問看護師が望んでいる知識や技術として，エンド・オブ・ライフケア看護の教育は，在宅看護の実践の場での教育として，充実を図ることが喫緊の課題であるといえよう．

4．今後望まれるエンド・オブ・ライフケアの卒前教育

1）ケアニーズの変化に対応した基礎教育の構造化

現在の看護教育における専門科目をみると，発達段階別と疾患別の2つの軸でのとらえ方となっている．学びの多様さや深さを考えると，高齢社会に対応すべく，高齢者看護の時間数が多くなっており，看護教育が単なる学問体系のなかで成り立っているのではなく，病気をもつ高齢者の増加を受けた社会全体のニーズを反映させたものとなっていることが分かる．「高齢化社会」から「高齢社会」へと変わってしまい，病気の早期発見，治療回復といった病院での看護提供を主眼とするのではなく，高齢者の人生が終わりに近づいたときに生じる健康上の問題として病気をとらえなおし，生活のなかで病気とどのように付き合っていくのかという見方をする必要があると思われる．ニーズは病気を治すことにあるのではなく，病気をもった高齢者の生活を成り立たせるということにあると，視点を変える必要があるだろう．高齢者看護に関わる科目数の時間を増やすことも必要であろうが，まずは，教育内容に加齢による身体機能低下に対応する看護の役割に加えて，人生の終わりの時期の高齢者の健康問題，生活上の問題への対応という視点で，高齢者看護の柱立てをする必要があると考える．それにより，エンド・オブ・ライフケア，「死ぬこと」や「終わり」を忌み嫌ったり，消極的なとらえ方をしたりするのではなく，より積極的に人生の終末期を生き抜くための支持・支援へと考えを広げてい

くことができる専門職育成につながると考える.

2）看護過程の見直し；健康問題解決思考から希望実現思考へ

　人生を生き抜くための支持・支援を提供する看護職育成には，病気を治すことを目指した看護の学び方を見直す必要があるかもしれない．看護過程の思考で対象となる人々の課題の解決を計画する場合，健康問題に焦点をあてて進める．多くの基礎教育課程で看護過程を学ぶときには，入院患者を想定しているため，健康問題は病気の発症時や治療の初期，または病院からの退院といった急性期・慢性期の患者対象となる．情報を収集して，アセスメントする際には，「疾患」「障害」の健康問題を中心においた関連図を構築し，問題解決するために必要な看護を打ち出す考え方である．「医学モデル」から「生活モデル」へという看護援助の本質の説明は多くみられるが，実際の看護過程の展開では，どのように変えていくことが必要なのであろうか．人生を生き抜くことを援助の究極のねらいとするなら，看護過程の中心におくものは，対象の「望む生き方」「希望」といったものになると考える．

　エンド・オブ・ライフケアの対象となる人々は，「疾患」「障害」を中心におくことでは目標を提示することがむずかしい．よって，生き方や生活に焦点をあて，それぞれの希望を叶えることを目指した看護を打ち出すことが適当と考える．そして，医学的な関わりは，希望を叶えるために必要なものとして求められるようになる．「疾患」に対応する医療を考えるのではなく，それぞれの生活，生き方を考慮した対応を決めていくという考え方が必要であろう．また，個々の意思を重視し，自ら決めていくことを支える援助の段階を確実に踏めるような思考プロセスが必要となり，その思考の筋道を示すガイドの提示は，看護のなかに希望実現思考を含めた教育を考える際に重要なことになると考える．すなわち，エンド・オブ・ライフケアの看護過程のプロセスのなかには，それぞれの人の希望を明確にするための意思表示や，意思表示の現状把握とその支援を含めることが特徴となると考える．

3）臨地実習における多様な場に暮らす人々との関わり

　重症者に対する確実な医療的ケアができること，また，それぞれの人生や生き方に焦点をあてた関わり方をもつことが，これからのエンド・オブ・ライフケアを実践する看護職に求められることであるが，このような実践力を看護基礎教育でどのように習得していくことができるであろうか．病院で死亡する割合が多いため，病院での実践体験が看取りの臨地実習として可能かもしれないが，人生の終末期にある人々に対する生き方や生活への関わりを中心とするエンド・オブ・ライフケアの実習として，それが適当とは考えにくい．在院日数が短い現在，病院で十分に人々の生き方や生活に関わることはむずかしい．生活する施設も含め，広く地域や在宅の領域で，多様な人々に接することができる環境のなかに入り込むことが必要と考える．

　看取り実習ではなく，エンド・オブ・ライフケア実習という考え方で，実践の学びを得る場を考えること，そして，現在規定されている実習期間や実習施設を十分活用しながら，さらにその場を拡大していく教育者の見通しの広さを期待したい．訪問看護ステーションを通じた個

人宅への訪問，多様な通所施設，高齢者や障害者がともに暮らす集合住宅，そして，地域に開かれた公共施設での人々の集まり，地域の診療所や病院外来の待合等々，さまざまな場を活用し，人々の「エンド・オブ・ライフ」をとらえることも，今後の臨地実習では必要ではないかと考える．

【第4章Ⅰ．文献】
1) 谷垣静子，乗越千枝，長江弘子，ほか：統合分野におかれた在宅看護学の教育カリキュラムに関する現状と課題に関する研究；統合分野および在宅看護学教育についての調査報告書（2013）．
2) 山本則子，永田智子，西垣昌和，ほか：第1章「在宅での終末期ケア教育に関する質問紙調査」結果，平成24年度先導的大学改革推進委託事業　高齢社会を踏まえた医療提供体制見直しに対する医療系教育の在り方に関する調査研究報告書．313-343（2013）．
3) 柄澤邦江，ほか：長野県の訪問看護師の現任教育の現状と学習ニーズ（第1報）；管理者に対する調査の分析．長野県看護大学紀要，13：17-27（2011）．
4) 本田彰子，正野逸子，上野まり，ほか：豊かな長寿社会の実現　高齢者在宅療養者支援スタッフの実践教育方法の開発に関する研究．ユニベール財団研究助成CD-ROM「豊かな高齢社会の探求」．11（2003）．
5) 柄澤邦江，安田貴恵子，御子柴裕子，ほか：長野県の訪問看護師の現任教育の現状と学習ニーズ（第2報）；スタッフに対する調査の分析．長野県看護大学紀要，14：25-34（2012）．

（本田彰子）

Ⅱ. 専門職を対象にした継続教育における現状と課題

1．エンド・オブ・ライフ（人生の最終段階）の社会背景

1）在宅死の現状と到来する多死時代

　人生の最期を迎える日までの終生期（人生の最終段階）を，住み慣れた在宅ですごすことは，超高齢社会であるわが国に生きる国民の多くが望んでいることである．わが国の死亡者数は，2000年以降増加の一途をたどっており多死時代の到来を痛感する．2013年の人口動態調査によると，総死亡者数は1250万人以上に達し，人口の約1割を占めている．一方，自宅で死亡する人の数も2000年以降増加傾向にあるが，いまだその数は死亡者総数の約13％に満たない．多くの国民が，住み慣れた家における「在宅死」を希望しながらも，医療機関や施設において最期を迎えている現状である．しかし，今後さらに少子・超高齢・多死社会が進行すれば，「在宅死」を希望していない人であっても，そうせざるを得ない選択を迫られることにもなるだろう．

2）超高齢化に伴う就労者像，家族形態の変化

　かつて，わが国の人口構成を表す人口ピラミッドは安定的な三角形を示し，少数の高齢者層を，大勢の生産年齢層によって支えるという仕組みであった．しかし現在その人口構成は，少数の生産年齢層が大勢の高齢者を支えるという不安定な形状へと変化している．その不安定さを是正し，安定した社会保障制度を継続するために，2000 年には介護保険法の施行による介護の社会化が図られた．その後，在宅ケアが推進され，団塊の世代が後期高齢者となる 2025 年に向けて，社会保障制度と税制度の一体的変革へと，国の政策には加速度がついている．多数の高齢者を，少数の労働者がどう支えるのかということが，世界の冠たる高齢社会となったわが国にとっては，今後の大きな課題である．

　2013 年 8 月には，社会保障制度改革国民会議の報告書が出された．2025 年に向けたわが国の「21 世紀型（2025 年）日本モデル」の社会保障は，高齢者を対象としたものから全世代を対象とした制度への転換が必要だと述べられている．2014 年度からは，社会保障の拡充を目途に，消費税も 5％から 8％に上昇した．

　一方，人口構造の変化と同時に家族形態も変化し，独居世帯や高齢者のみの世帯が年々増加し，独居者が最多という地域も出現した．家族員の役割にも変化がみられ，多くの女性が働き，夫婦共働き世帯も増加し，育児や家事，親の介護を担う男性の姿も珍しくない．「家事と子育て，介護を担うのは女性」という概念は消えつつあり，もはや男性中心の就労形態では成り立たなくなってきている．だれもが働き，家事や子育て，介護も担う，さらには，定年になった人も，65 歳以上の高齢者も，障害者であっても可能な限り就労することが求められている．

2. エンド・オブ・ライフケアを提供する「在宅」の実態

1）生活をしながら疾病を自律的に管理することが求められる在宅療養者

　最新の統計資料によると，死亡者の直接的な死因は悪性腫瘍，心疾患，肺炎の順である．また，国が現在，医療の重点に挙げている 5 疾患は，がん，脳卒中，糖尿病，心筋梗塞，精神疾患であり，これらはいずれも慢性疾患である．これは，医療機関に短期間入院することによって，完治する疾患というよりも，不可逆的な疾患による身体状況の変化を受け入れ，疾患とともにうまくつき合いながら生活する方法を自分で探り取得していくという性質のものである．したがって，患者は医師に自らの身体を任せるのではなく，個々に慢性疾患を悪化させないための自己管理方法を取得し，生活習慣の改善を図る必要性がある．

2）エンド・オブ・ライフケアを展開する「在宅」の変化

　このような状態となった要支援・介護者の多くは，人生の最終段階である終生期（エンド・オブ・ライフ）を医療機関や施設ではなく，「在宅」ですごすことになるだろう．ここでいう「在宅」とは，持ち家や借家であったり，戸建てやマンション・アパートに該当する集合住宅であったりという，いわゆる一般的に自宅と称される住宅に限られたものだけを指していない．

介護保険の施設サービスに位置づいている介護老人福祉施設（特別養護老人ホーム）や特定施設入居者生活介護（有料老人ホームなど）も高齢者にとっては住み慣れた「在宅」となる．また，近年，国が目標値を掲げて建設を急いでいる「サービス付き高齢者住宅」とよばれるものも，高齢者が人生の最終段階をすごす「在宅」の一形態である．さらに，予想以上に増加し現在400万人を超えているといわれる認知症者のための地域密着型介護サービスである認知症高齢者生活介護（認知症高齢者グループホーム）もまた，認知症高齢者が暮らす「在宅」の一種である．このように，エンド・オブ・ライフケアを展開する場となる「在宅」は，多様化している．

3）在宅において連携・協力・支援する人々の変化

　在宅ケアを担う専門職にとって「介護者と連携・共同し，支援する姿勢」は必要不可欠である．これまでは，介護者である家族との関係を構築し，よりよいケアの実現のために協力し合うための家族支援や家族ケアの方法に焦点があてられてきた．しかし，独居者が増加し，自宅ではない在宅生活を送る在宅療養者にとって，介護者となるのは必ずしも家族や親族ではない．したがって，連携・共同すべき介護者となるのは，サービス付き高齢者住宅で介護を担っている職員，あるいは老人ホームやグループホームの職員という場合もある．あるいは，通所サービスや訪問系サービスを提供している他事業所の職員という場合もある．つまり，高齢者本人にとって，家族は拡大しておりこれまで人生や生活をともにすごしてきた家族あるいは，血縁関係者ではない身近な大切な人々も含めて，在宅療養者の生活を考えていかなければならないことになる．

3．エンド・オブ・ライフケアを担う複数の専門職

　在宅ケアにおいて，エンド・オブ・ライフケアを担う専門職もまた，多種多様化している．主治医，主治医以外の医師，訪問看護師，居宅介護サービス事業所の看護師・介護職員，訪問介護員，ケアマネジャー，保健師，各種療法士，栄養士，薬剤師，医療機器提供業者職員など多くの専門職が各個人の人生の最終段階に，チームとして関わっている．保健・医療・福祉分野の専門家に加えて，心理学分野の専門家や宗教家，教育者，法律家など，他分野の専門職が加わる場合もある．生活の場における最終段階の人生そのものを支えるチームのメンバーには，幅広い領域を網羅する専門職を要する．これら多くの専門職がそれぞれの専門性を発揮してケアを提供する際に，それを統合する立場の人が必要である．在宅療養者本人がじょうずに統合できる場合もあるが，そうでないことのほうが多い．介護保険制度においては，ケアマネジャーがその役割を担うが，医療保険制度下の場合には，家族・親族，医師や看護師，時には各種療法士や精神保健福祉士等もケアマネジャーの役割を担う場合もある．複数の関係者がチームとしてきちんと機能するための舵取りの役目を，だれかが必ず担うことによって，方向性が一致し，安定したチーム力を発揮できることになる．

4．エンド・オブ・ライフケアを担う専門職のための継続教育の現状

1）全国各地で実施されている研修会

　エンド・オブ・ライフケアは，まだ新しい用語であるが，終末期医療や救命救急を含む急性期医療の現場では差し迫った課題に対応するためにさまざまな講演や研修が全国各地で多数実施されている．たとえば，ガイドラインに基づく終末期の意思決定支援の考え方や意思表示ができない状態となった患者の延命措置（心肺蘇生・経管栄養法・人工呼吸器など）の是非，またアドバンス・ケア・プランニング（第1部第3章 p.27 参照），事前指示や代理判断の考え方や法的・倫理的側面の課題などである．こうした終末期ケアにおける人材育成や啓発に関する研修は，狭義のエンド・オブ・ライフケアであるが従来の病院中心の「治す医療」のみではなく，患者の意向を尊重した尊厳ある死や生活を基盤にした「支える医療」への変換期にきている昨今では専門職の倫理教育としても重要となる．

　2014年厚生労働省は「人生の最終段階における医療体制整備事業」を開始した．全国10か所の病院で医療相談員の育成と院内での意思決定支援の仕組みをつくるためである．この取り組みは，患者が自分の治療について理解しどうしたいかを話し合う土壌をつくるために有効であり，わが国におけるアドバンス・ケア・プランニングの実装を国レベルでスタートしたものといえる．しかしながら，この事業はエンド・オブ・ライフケアの継続教育のひとつであるが，医療関係者が中心である．現段階では，地域で働く訪問看護師や介護福祉職への教育はごくわずかである．今後，在宅ケアを担う医療・保健・福祉職の専門家に向けたエンド・オブ・ライフケアの研修が国レベルで発展することが期待される．一方，最期までその人らしく生きることを支えるエンド・オブ・ライフケアをだれもが享受するためには，専門職のみならず，医療やケアを受ける市民を対象とした教育（第2部第4章 p.186 参照）が重要である．住み慣れた地域で最期までどう生きるかについて，すべての人々が限りあるいのちと向き合い，自らが自分らしく生きるとはどういうことかを問い，最期までどう生きたいかを大切な人に伝え，理解し合う関係づくりが重要である．

2）認定教育制度

　専門職が，さらに1つの分野に特化したケアの知識，技術を習得するための短期間の教育機関がある．各種学会や職能団体等が運営し，修了を認定した後，資格取得のための試験を受け，合格すると認定された専門職として登録される仕組みである．

3）専門職大学院

　資格をすでに取得した看護職や介護職，各種療法士等の専門職が，改めて入学する大学・大学院が増加している．近年，医療・保健・福祉系の大学・学部・大学院が，毎年新設され，社会人入学する専門職も多い．このような教育機関においても，エンド・オブ・ライフケアの考え方をカリキュラムにすえ教授する必要がある．

継続教育とは異なるが地域における教育として考えると，専門職教育以外にも地域では団塊の世代の人たちが「豊かに老いる」ために自分史やエンディングノートなど，いわゆる「終活」といわれる取り組みが行われている．「終活」という言葉は 2011 年の流行語のひとつである．この「終活」には自分が亡くなった後の財産管理や後見人の選定，お墓の管理なども含まれ，高齢化や家族の小規模化，単身世帯の増加を背景に「自分の最期をどうするか」「どう生きるか」について，考えざるを得ない社会的問題として取り扱われ始めている．このような社会状況を考えると専門職の教育だけではなく，市民とともに老いや病気についてどう考えていくのかについて，互いに学び合う場の提供が必要と考える．

5．エンド・オブ・ライフケアを担う専門職に求められる資質

1）必要なケアを，多職種チームのなかで展開する力

前述したとおり，少子超高齢社会のなかで，エンド・オブ・ライフケアを担う人材は多種多様な専門職のチームとなる．そこで求められる力とは，他者と交わって連携，協働できる協調性である．同職種が別の機関からケアを提供する場合もあれば，同じ機関から異職種がそれぞれに活動する場合もある．また，複数の機関から複数の職種がさまざまに参画することも当然あり得る．どんな場合であっても，ケアの対象者がなにを希望しているのか，そのために各専門職はなにを目指して活動するのかということが明確になり，お互いの力を補い合ってチーム力を増強させることができる人材が求められる．そのためには，他者の考えや思いを迅速かつ的確に把握できる能力，他者と良好なコミュニケーションをとることのできる能力，チームのなかの自分の役割を冷静に判断し，見極める力が求められている．

2）潜在している力を引き出す力

在宅療養者や要支援・介護高齢者は，社会的弱者であるがゆえに，能力を過小評価されやすい．リスクマネジメントと称して危険を回避するために，できることもやる機会が与えられなかったり，不要な安静を強いられたり，残存能力を活用できないまま意欲も減弱してしまうことになる．高齢であっても障害があっても，だれもが残された能力を最大限に生かし，生きている限り地域社会の力になれるよう潜在する能力を探し出す力が求められる．「なにかしたい」「役に立ちたい」という欲求を，最期まで求め続ける権利を保障することも，エンド・オブ・ライフケアを提供する専門職の役割として重要である．また，在宅療養者を取り囲むさまざまな人々が，ケアチームの一員として重要な役割を担ってもらえることもある．地域住民のなかに潜在している力を引き出し，ケアチームに貢献してもらう力も大切である．

3）ケアをマネジメントし，統合する力

介護保険制度では，ケアチームをマネジメントする役割を担う専門職として，ケアマネジャーが位置づけられている．しかし，この役割はケアマネジャーの特権でもなければ，独占

業務でもない．在宅療養者の数だけケアチームも存在し，医師や看護師，福祉職，リハビリ専門職がそれぞれ中心になる時期や場面がある．したがって，エンド・オブ・ライフケアを担う専門職には共通して，チームを団結させその力を強固にし，牽引していくことができる力が求められる．

4）予防的視点を常にもち，的確にアセスメントする力

慢性疾患とともに生活する在宅療養者にとって，持病である疾患の悪化は生命に直結し，生活の質に大きく影響する．完治しない疾患や障害であれば，可能な限り「苦痛を伴う症状を抑え，生活に支障なく疾患と共存する」ことが目標となる．そのための方策を，在宅療養者が各自持ち合わせていることが重要である．悪化しないためには，予防策が必須である．よりよい状態を維持し，それをどこまで延伸できるか，という視点でケアを考えることが重要である．在宅療養者がいちばん望んでいるのはどんな生活か，そのためにはなにを優先し，生活を構築していけばよいのか，チームで検討してよりよいケアの方向性となるように，常に見直す姿勢が求められる．

5）倫理観をもち，他者を尊重する力

エンド・オブ・ライフをすごすのは，ケアの対象となる在宅療養者である．当然のことながら，だれのライフ（人生）なのかを，見失わないことが肝要である．意思表示できない，あるいはしない当事者の場合，当の在宅療養者の意思が反映されず，自己決定も尊重されずに，事が運ばれることがないとはいえない現実がある．ケアチーム内においても力関係によって，本来尊重されるべき人がそうされないということもある．各々の場面において，もっとも尊重されるべき人が，しかるべく尊重されるよう，倫理的視点を失わずにケアに携わることが，専門職としての誇りある実践活動の要となる．

人生の最終段階をすごしている人々にとって，一日一日はとても貴重な時間である．ケアする側の専門職は，いまだ経験していない貴重な時間を，共有させてもらうことになる．1人ひとりの人生から，専門職はさまざまなエンド・オブ・ライフのあり様を教わるだろう．どの国も経験しない超高齢社会を迎えるわが国で，エンド・オブ・ライフケアに携わる専門職には，残された限りある時間がたとえ一瞬であっても，その人らしく輝くことのできる時間となるよう，成功体験を積み上げていくことによりケア技術を磨き，それを後世に伝えていくという義務と責任がある．そして，個々の対象者に合わせてケアに工夫を凝らし，惜しみなく力を注ぎ，温かく見守ることのできる人材が，医療・保健・福祉・その他さまざまな職種を超えて，社会に増えていくことを期待したい．

（長江弘子・上野まり）

III. 生涯教育としての市民啓発への取り組みと課題

1. 現代日本社会と「死」との距離の変化

　近年，「エンディングノートの書き方」やいわゆる「終活」と銘打った一般市民向けの公開講座が，各自治体の公民館・生涯学習センターをはじめとする社会教育施設や大学等主催で行われるようになった．「終活」とは「人生の最期に向けて準備をすること，自らの葬儀を生前にアレンジする，墓を購入するなど．（2009年に週刊誌が用いた造語）」（スーパー大辞林 3.0）とあり，人生の終末・そして亡くなった後をどうするのか，というところに着眼したさまざまな活動の総称である．その活動のひとつとして「エンディングノート」の存在があり，これはそれまで生きてきた自分自身の歴史・想い出を振り返り，延命措置等に関わる事前指示，葬儀や遺産相続に関わる事柄についてあらかじめ意思を記しておくものである．この「エンディングノート」が大手文具メーカーから発売され，3年間で36万冊の発行部数を記録する（2013年1月現在）など注目を集めている[1]．ほかでは葬儀会社による配布をはじめとして，地方自治体やNPOのなかには無料配布，あるいはウェブサイト上で無料ダウンロードサービスを行っているところが現れている[2]．このように，「終活」に関わる取り組みが徐々に一般的なこととして社会に受け入れられつつある．葬儀に関わるということから，これらの活動は葬儀会社や僧侶などの宗教家，弁護士，税理士，社会保険労務士，社会福祉士など，さまざまな専門家からのアドバイスを受けることになる．これは「もしもの時」つまり死に備える，という点で共通している．また，遺体を棺に納める「納棺師」を描いた映画『おくりびと』（2008年）が注目を集め，ドキュメンタリー映画『エンディングノート』（2011年）が公開されるなど，これまで以上に日本社会のなかで「死」がクローズアップされている．

　近代以降，島薗が指摘しているように，「高度経済成長期の日本は医療サービスが急速に改善され，長寿化が進行した時代でもありました．1960年代，70年代の日本は確かに死のタブー化が大いに深まった」[3]状況となった．さらに核家族化が進行した現代日本社会では顕著となっていたが，病院死が8割を超え，自宅で死を迎えることが1割余りとなってしまった[4]がゆえに，死の存在が日常生活から切り離されてしまっていた．

　ところが，そのような状況から「21世紀に入るころには，再び死を正面から見つめようとする気風も育ってきたようです．死をしっかり意識することで，いまのいのちを自分らしく充実して生きていきたい」[5]といった意識をもつような人々が増えてきているのではないか，と指摘されるような変化がみられるようになった．

　また，末木は「非常に現実的な背景として，少子高齢化による老齢人口の急増から，老・死

への関心が高まってきた」[6]と現代日本社会における死に対する注目の要因を指摘している.

近年の状況に対する指摘は, 自分自身が老いていくことによる自覚, そして日常暮らす社会のなかで高齢者に出会うことだけでなく, デイケアサービスなどの事業を行う業者の車を目にする機会の多さを考えれば納得のいくことである. 加えて, 近年では特に2011年の東日本大震災をはじめとするさまざま起こった厄災をきっかけとして, 死を意識する人々がさらに増えてきているのではないかと思われる. 自分がいつ災害や事件に巻き込まれるかもしれない, ということを多かれ少なかれ意識せずにはいられない時代を迎えているといえるだろう. 重兼が「日常生活のなかで生老病死と深く関わる機会を専門家へ委ねてしまう結果になった. 生老病死というかなり苦しみの伴う厄介なことを, 日常生活から遠ざけてしまうことによって幸福を得ようとした」[7]と指摘しているように, これまで日常から死がみえなくなってしまっていたこともあり, 高度経済成長期以降強化されてきていた「死のタブー視」の雰囲気から, いくぶん和らいだ社会環境になりつつあるからこそ, こうした一連の「終活」が現代の日本社会のなかで受け入れられ始めているのではないだろうか.

2. 戦後日本社会における高齢者の学び

これまでのわが国における生涯教育・社会教育の文脈での, 特に高齢者の学びについて歴史的に概観する.

①1960年代から70年代:いわゆる高度経済成長期においては, 老人福祉法 (1963年) による「老人福祉の増進のための事業」として老人クラブが各地域で活動を始め, 高齢者が学ぶことが「生きがい」の問題としてクローズアップされ始めた時期であった. 色川大吉『ある昭和史:自分史の試み』(1975年) の出版に呼応するように, 自分自身を社会と歴史のなかで生きてきた主体として位置づけ, 表現していく活動がみられるようになった.

②80年代:単に書き留めておくことにとどまらず, 自費出版という形で書籍として残す人たちも現れるようになった. こうした自分史を書いておくことは現在でも続けられている. 先述の「エンディングノート」のなかで自分史を書き留めておくといったように, 以前にも増してより多くの人たちがこれまで自分がどう生きてきたのか, ということを考え振り返ることで, これまで生きてきた意味を改めて確認しているということができる.

③90年代以降:厚生省 (当時) の高齢者保健福祉推進10ヵ年戦略 (1989年), いわゆるゴールドプランによって, 長寿社会開発センターや各県推進機構による生きがいと健康づくりの推進体制が整備されていくことになった. それにより, 高齢者の学習機会は市町村レベルで教育・福祉の両分野から推進されていくことになる. こうした取り組みが, たとえば「県内八学園に年間1,200人超の学園生をかかえ, 活発な自治会活動やサークル活動を展開し, 卒業後は任意加入のOB会組織を基盤に交流会や自主ボランティア組織を発展させつつ, 地域を支えるリーダー的人材を輩出」[8]してきている「彩の国生きがい大学」のような事例を生み出している. 従来の「生きがい」といった自己目的化する学習にのみとどまることなく, 地域とのつな

がりをもった学びがこのような形でみられるようになったのである.

3. 死に至るまでの生涯発達と生涯教育

　人はいつ死を迎えるのかは分からない場合がほとんどであるといってよい. だからこそ, いざというときに備えておくということは確かに大切なことである. しかし, 前述のいわゆる「終活」の取り組みでは自身の「死」という1点と, その後残された人たちへの対処の仕方などにむしろ力点がおかれているように思われる. どちらかといえば亡くなった後のことに話題が集中しており, 人生の最終到達点である「死」に至るまでのプロセスをどうするのか, そこに至るまで「どう生きるのか」という視点はいささか薄らいでいるように思われる. 人が生きていくなかで, その人生の最終到達点である「死」に至るまでにどのようなことを思い, 行動することができるのか, ということを考えていくことがむしろ大切なのではないだろうか.

　Erikson E. H. は, それまで発達といえば, Freud S. や Piaget J. の発達理論に代表されるように, もっぱら思春期に至るまでの子どもの発達に着目してきたが, 人が年老いてその生涯を終えるまでを「乳児期, 幼児期, 児童期, 学童期, 思春期青年期, 成人期, 壮年期, 老年期 (円熟期)」の8段階に大きく分け, それぞれの発達段階において解決すべき課題 (心理社会的危機) があるとした. そして各段階の課題を解決し, 乗り越えることで次の段階の課題に取り組むことになる. これが Erikson のライフサイクル論 (自我の漸成的発達理論) とよばれるものである.

　人は一定の段階に到達すれば老化をたどるのみ, ではなく, 死に至るまで発達し続ける存在であり, 各段階に応じた課題, それに応じた学びが存在するのである. Erikson の生涯発達に関わる「ライフサイクル論」において特に著明であるのは,「自分は何者であるのか」という思春期青年期における課題,「アイデンティティ 対 アイデンティティ拡散」である. この段階において「生きること死ぬこと」を学び考えることは個々人のアイデンティティ形成に寄与するのではないかと考える. 千葉大学の普遍教育 (一般教養) 科目での「いのちを考える」[9]や「生きるを考える」[10]などの講義実践は, 医療の道へ進まない者にとっても「人間としてのあり方の洞察, 緩和ケア・終末期ケアに関する正しい知識の普及と終末期にある人々への理解の深まり」が見いだされ, エンド・オブ・ライフケアは「精一杯生き抜く」ことでもあること, 家族のなかで最期はどうしたいかを話し合う大切さなどを学んだという結果が示されている.

　そして, 老年期における課題は「統合 対 絶望」である. ここでいう統合とは「自我の統合」であり, Erikson はこれを「自分の唯一の人生周期を, そうあらねばならなかったものとして, またどうしても取り替えを許されないものとして受け入れること」[11]と述べている. つまり, その人のこれまでの人生を肯定できる「生きてきてよかった」「なにも思い残すことはない」といった心境である. 「自我の統合」に至ることができずに,「絶望」となってしまうこと, つまりこれまで生きてきた意味を見失い, 人間としての尊厳が失われるような状態を回避できるようになることが重要なのである. 「自我の統合」の境地にたどり着き, 心豊かに生きていくため

にはどうすればよいか，ということを考えてみると，学べることは多くあることに気づくことができるのではないだろうか．

　繰り返しになるが，人はいつ死を迎えるのかは分からない場合がほとんどである．そうであるからこそ将来訪れるであろう死について意識し始めたときから，何時でもだれでもエンド・オブ・ライフについて考え，学ぶことができるのである．その意味では，その学習の対象者は「死が差し迫った高齢者」に限られたことではない．生と死，人間観や死生観を問うことであり，それが生涯にわたって人間として生を全うする者として問い続けることが課題となるのである．この意味でエンド・オブ・ライフを考えることと成人教育，ひいては生涯教育とは密接な関係があるということができる．そして，1人ひとりそれまで生きてきた歴史背景が違うことと同様に，1人ひとりそれぞれのエンド・オブ・ライフへ向かうにあたっての取り組むべき関心事はその背景に応じて違ったものとなり，結果として多様なものとなるのである．

4．生涯教育の視点からの「エンド・オブ・ライフ」の学び

　生涯教育，特に成人教育という側面に着目するならば，アメリカの教育学者 Knowles M. の提唱した「成人教育学/アンドラゴジー（andragogy）」の概念を確認しておく必要がある．従来の「教育学/ペダゴジー（pedagogy）」はその語源が表すように，古代ギリシア語の "paedagogos"「子どもを導く」に由来するものである．アンドラゴジーとは，「教えられる」立場の側面が比較的大きい存在である「子どもの学び」とは違うものととらえ，「大人が学ぶ」あり様とは区別されるべきものであるとして，提唱されたものである．子どもの学びは教育者（専門家）主導の学習に重きがおかれているということができる．これを Knowles は「他者決定型学習」とよんでいる．一方，成人教育学では学習者が「他の学習者と協力し合いながら，自らの学習をデザインする作業や手続きを通して，学習の方向性を自覚的に選び取っていくプロセスが構想されている」[12]ような「自己主導型学習」になるととらえている．この学習においては，学習者が自らの学習方針や方向性に主導権と責任をもって取り組むことになる．そして成人教育では，教育する立場の役割は学習内容の伝達者から学習促進者（ファシリテーター）へと変化することが指摘されている．

　従来の教育学における「他者決定型学習」，Knowles のいう成人教育学での「自己主導型学習」に加えて，わが国における成人学習のあり様をみた場合，渡邊はさらに「自己決定・相互変革型学習」のあり方を提唱している．渡邊はこれを「自他の人間的な生き方と開放を志向し，それを可能（容易）にするための周囲の環境づくり，社会問題の解決や社会の改善，ひいては社会変革までを視野に入れた，社会的文脈を踏まえながら学習者主体の学習をすすめるものである．同時に，学習者，教育者の双方向的関係性を構築しつつ，『共に生き共に学ぶ』実践を目指していくもの」[13]としている．これは学習者・教育者が互いに学び関わるあり様を示しており，周囲に対する働きかけへのきっかけとなるものである．

　では，具体的に生涯教育の視点から「エンド・オブ・ライフ」の市民教育プログラムを考え

てみると，以下のような目的が浮かび上がってくる．①地域で自分らしい生き方を実行する人，自分らしい生き方を語ることができる人を増やすことで身近な人との絆を強めるという経験を増やすこと，②自分らしい最期を遂げる人が増えること，残された家族が（その人らしい）いい最期だったと満足できる最期であることを実現すること，③自分に合った病院の利用の仕方，介護保険の利用の仕方，地域医療の推進の一役を担う立場となること，である．そして，この実現に向けて，あるいは実現することで，人々の「エンド・オブ・ライフ」に関わることは病院などに任せてしまえばよい，というような意識が変わるように教育的な立場からの環境づくりが必要になってくる．ここに挙げた目的を達成するべく，先駆的な取り組みとして千葉大学大学院看護学研究科では千葉市生涯学習センターとの協働により「豊かなエンド・オブ・ライフを過ごすためのワークショップ」と題した講座を実践している．この講座が「家族と話し合うきっかけとなった」という回答が複数寄せられており，今後の更なる取り組みが期待される[14〜16]．そして，「エンド・オブ・ライフ」の市民教育プログラムを学んだ人たちが，今度は他者との対話を促進する存在として，地域社会のなかで主体的に啓発し働きかけることによって，他者と関わっていくことができる人たちを1人でも多く生み出すようになることが今後期待される．

5．まとめ：市民・実践者・教育研究者の協働による学びから，対話促進・コミュニティ形成へ

いつか訪れるであろう死を意識しつつ，1人ひとりがこれからの「生き方」を考えていくうえで，医療看護福祉分野を避けて考えることはできない．医療の発達により，延命・治療など，これまで以上に1人ひとりに対して選択が迫られる要素が増えてくる．そうした選択の場面において，1人ひとりの主体的な「生き方」についての選択が大きな意味をもつことはいうまでもない．だからこそ，想定される選択肢のなかから自身にとって最良の選択ができるよう，前もって知識を身につけておくという準備作業が必要となってくるのである．その意味でも生涯教育という側面は重要な要素となるのである．また，このような状況に対応するため，国内外の看護学分野において，2000年代半ばからCBPR（community-based participatory research），つまり「コミュニティを基盤とした参加型研究」が注目されてきた．これは「コミュニティの健康問題を解決し，コミュニティの健康と質を向上するために，コミュニティの人々と専門職/研究者のパートナーシップによって行われる取り組み・活動」[17]と定義されているものであり，こうした取り組みによって，市民と専門職/研究者双方が互いに学び合うことでコミュニティの問題解決や研究に生かすことが可能になると予想される．こうした取り組みを日本社会のコミュニティの文化・地域性といった実態に即して実施していく必要があるだろう[(1),18]．ただ，これまで地域とのつながりが希薄な人たちにとって，こうした取り組みに即座に入っていくことは現実としてはなかなかむずかしい．自治会活動もままならなくなっている[(2),19]．このような状況であるからこそ，ひとまず自分自身と社会との関係を振り返る学びが必要となる．この

振り返りは他者との対話によって，より多くのことに気づき，学びを得ることになる．この対話を支えることのできる日本型の社会教育モデルを構築することが，国民 1 人ひとりが超高齢社会をより豊かに生きていくことができる基盤となる．人々が連携することにより形成された対話促進型コミュニティは，新たな成人の学習支援のあり方と地域づくりを提示するものとなる．

【注】
(1) このような取り組みの一環として，千葉大学は千葉市や NPO との協働で地域志向教育・研究・地域貢献活動を行っている．先述の「豊かなエンド・オブ・ライフを過ごすためのワークショップ」はその取り組みのひとつである．
(2) 町内会・自治会は「参加していない」と回答した人の割合が 51.3％と過半数を占め，「月 1 日程度以上」参加している人は 12.6％にとどまっている．

【第 4 章Ⅲ．文献】
1) コクヨ：からだを大事にするノート（http://www.kokuyo.co.jp/com/press/2013/02/1360.html,2014.7.10）.
2) 大阪府堺市南区：エンディングノート　わたしの老い支度；いざという時に，大切な人に伝えたい（南区版）（https://www.city.sakai.lg.jp/minami/kurashi/sogocenter/korei/haifu.files/endingnote.pdf, 2014.7.10）.
3) 島薗　進：ケア従事者のための死生学. 13，ヌーヴェルヒロカワ，東京（2010）.
4) 厚生労働省：医療機関における死亡割合の年次推移（http://www.mhlw.go.jp/bunya/shakaihosho/iryouseido01/pdf/tdfk01-02.pdf,2014.7.10）.
5) 島薗　進：ケア従事者のための死生学. 14，ヌーヴェルヒロカワ，東京（2010）.
6) 末木文美士：ケア従事者のための死生学. 279，ヌーヴェルヒロカワ，東京（2010）.
7) 重兼芳子：生と死の教育. 8，創元社，大阪（1985）.
8) 岡　幸江：生涯学習と地域社会教育. 新版，110，春風社，横浜（2010）.
9) 岡本明美，眞嶋朋子，増島麻里子，ほか：大学の教養教育課程における死生観教育の在り方の検討. 千葉大学大学院看護学研究科紀要，33：8（2011）.
10) 長江弘子，磯谷有由：平成 23・24 年度普遍教育科目「生きるを考える」を受講した学生の学びと今後の課題. 千葉大学大学院看護学研究科紀要，36：50（2014）.
11) Erikson EH：Childhood and Society. W. W. Norton & Company, New York, 1950（仁科弥生訳：幼児期と社会　1．345，みすず書房，東京，1977）.
12) 渡邊洋子：生涯学習時代の成人教育学；学習者支援へのアドヴォカシー. 161，明石書店（2002）.
13) 渡邊洋子：生涯学習時代の成人教育学；学習者支援へのアドヴォカシー. 166，明石書店（2002）.
14) 長江弘子，岩城典子，関本　仁：千葉大学におけるエンド・オブ・ライフケア看護学教育の試み. 99，日本看護学教育学会第 24 回学術集会抄録集（2014）.
15) 長江弘子，関本　仁，岩城典子：自分の望む生き方について語り合う力を育成する市民参加型研修の試み. 66，日本地域看護学会第 17 回学術集会抄録集（2014）.
16) 関本　仁，長江弘子，岩城典子：自分の望む生き方について語り合う力を育成する市民参加型研修の試み；成果評価の分析から. 115，第 26 回日本生命倫理学会年次大会予稿集（2014）.
17) CBPR 研究会：地域保健に活かす CBPR；コミュニティ参加型の活動・実践・パートナーシップ. 4，医歯薬出版，東京（2010）.
18) 千葉大学 コミュニティ再生・ケアセンター（COC）：地（知）の拠点事業（https://www.coc.chiba-u.jp/2014regionalcontribution/,2015.4.20）.
19) 内閣府：平成 18 年度国民生活選好度調査（http://www5.cao.go.jp/seikatsu/senkoudo/h18/18senkou_2.pdf,2015.4.7）.

（関本　仁・長江弘子）

索　引

【A–Z】

ACP（advance care planning）　27, 28

ACP アプローチ　33

ACP のガイド　31

ACP のファシリテーター　33

ACP プログラム　31

AD（advance directive）　28

ALS（amyotrophic lateral sclerosis）　110

BC 州（province of British Columbia）　30

BPSD（behavioral and psychological symptoms of dementia）　103

CAPD（continuous ambulatory peritoneal dialysis）　88, 89

CKD（chronic kidney disease）　88

COPD（chronic obstructive pulmonary disease）　79

DNAR（do not attempt resuscitation）　28

DPOA（durable power of attorney）　40

dying with dignity　22

EAPC（European Association for Palliative Care）　20

ELNEC-J（the End-of-Life Nursing Education Consortium Japan）　18

EOL（end-of-life care）　27

Erikson E. H.　128, 188

FCC（family-centered care）　124

FEV1　81

Frail　21

good death　22

HD（hemo-dialysis）　88, 89

Illness trajectory　71

LTI（life-threating illness）　121

NICU（neonatal intensive care unit）　121

NIH（National Institutes of Health）　18, 20

NPPV（noninvasive positive pressure ventilation）　111

PD（peritoneal dialysis）　88

QOL（quality of life）　82

Respecting Choices　30

TLS（totally locked-in state）　116

TPPV（tracheostomy positive pressure ventilation）　110

WHO（World Health Organization）　39

【あ】

アイデンティティ　188

アウトカム　59

アセスメント　185

アドバンス・ケア・プランニング　27

アドバンス・ディレクティブ　28

アメリカ国立衛生研究所　18

アルツハイマー型認知症　101

意向の実現　54

意向を叶える　54

意向を尊重する　54

維持血液透析ガイドライン　91

維持血液透析導入　91

意思決定　27

意思決定支援　18, 72

意思決定プロセス　39, 91

意思表明　129

医療　8

医療・ケアチーム　12

医療文化　32

インフォームド・コンセント　39

うつ状態　91

運動　95

運動行動　96

エビデンスの質評価　91

エラーレス　108

エルネック・ジャパン　18

エンディングノート　186

エンド・オブ・ライフケア　18, 27

エンド・オブ・ライフケア看護学　18

往診医　148

【か】

介護　8

介護保険制度　7

顔の見える関係評価尺度　165

家族介護者　44

家族ケア　76

家族形態　181

家族の意向　52

価値観　45, 51

カナダ, ブリティッシュ・コロンビア州　30, 31

看護実践　33

患者エピソード　83

完全閉じ込め状態　116

がん対策　7

緩和ケア　19

緩和ケアのガイドライン　150

緩和的リハビリテーション　97

軌跡モデル　80

機能回復　94

機能障害　80

教育的介入　151

共助　6

共通の目的　54

虚弱　21

拠点機能　158

拠点事業　158

筋萎縮性側索硬化症　110

緊急ケースカンファレンス　148
近時記憶障害　105
空間と時間　53
苦痛　20
グループホーム　170
ケア　37
ケア効果評価　59
ケアシステム　64
ケアによる効果　59
ケアの質　59
ケアの目的　53
ケアパス　64
継続的委任状　40
軽度認知症　105
血液透析　88
血液透析の継続中止　91
血液透析の非開始　91
見当識障害　106
公助　6
高齢者ケアの意思決定プロセスに
　関するガイドライン　32
誤嚥性肺炎　94
呼吸障害急性増悪期　85
呼吸不全　79
子どもの権利条約　122
個別化　30
コミュニケーション　116
コミュニティ　31

【さ】

最期　11
最終末期　86
最善の生　37
最善の利益　45
在宅　181
在宅医療介護連携　158
在宅がん医療　11
在宅ケアチーム　52
在宅酸素療法　82
在宅生活　52
在宅看取り　9, 12, 17
在宅療養安定期　84
参加型研究　190
残存腎機能　90
自我の統合　188
資源配分　44
自己決定　92
自己主導型学習　189

自己目的化　187
自助　6
システム構築　145
事前指示　40, 186
失行　106
実行機能障害　106
失認　106
死のタブー視　187
市民教育　189
社会教育モデル　191
社会的孤立　82
社会福祉士　148
終活　32, 186
習慣　51
重症度　81
終生期　180
集団　51
重度認知症　107
終末期　11, 19, 20, 129
終末期医療に関するガイドライン
　32
終末期医療の決定プロセスに関す
　るガイドライン　12
就労者像　181
主体的な生き方　18
生涯　5
生涯教育　189
小児緩和ケア　121
情報の共有　54
生老病死　18
自律性尊重　38
自律的な意思決定　39
腎移植　88
神経難病　110
人工呼吸器　41
人工的な水分・栄養の補給　41
侵襲的人工呼吸器　110
新生児特定集中治療室　121
人生のQOLの焦点化　75
人生の歩み　50
人生の計画　45
人生の最終段階　12
人生の終焉　27
人生の統合　128
身体拘束　44
診断基準　101
信頼関係の構築　33
診療所看護師　76

スピリチュアル　91
生活　49
生活活動　83, 96
生活ケア　95
生活行為　93
生活行動　82
生活と医療を統合　33
生活動作　95
生活の場　182
生活文化　17, 49
成人の学習支援　191
生物学的生命　38
生命維持装置　41
生命の危機　84
生命倫理の原則　38
世界保健機関　19, 39
セルフケア能力の低下　41
潜在している力　184
専門性　52
組織内ケースカンファレンス
　146
組織の役割行動　145
蘇生不要　28
その人らしく生きる　33
尊厳　51

【た】

ターミナルケア　19
ターミナルケア加算　11
退院計画のプロセス評価尺度開発
　152
退院困難者　152
退院前カンファレンス　155
退院調整　154
代理決定　40
代理判断　40
対話　45
対話促進型コミュニティ　191
対話のプロセス　30
他者を尊重する力　185
多職種チーム　45
多職種チームのなかで展開する力
　184
食べる行為　98
地域医療　17
地域医療ビジョン　7
地域支援事業　7

索　引

地域特性　158
地域文化　32
地域包括ケア　8
地域包括ケア元年　158
地域包括ケアシステム　7
地域包括支援センター　145, 146
チームアプローチ　49, 77
チームの結束　55
中等度認知症　106
治療開始時期　91
治療の差し控えと中止　41
治療の選択　74
デスマネジメント　132
統合　182
統合する力　184
統合的ケアサービス　17
当事者の認識　81
透析治療　92
疼痛・症状マネジメント　72
独居世帯　181

【な】

内シャント　89
ナラティブアプローチ　130
ニーズ　59
ニーズ判断　59
日常生活　51
日常生活圏域　8
日常生活動作　94
人間活動　96
人間活動の階層性　95

人間尊重　75
認知症　41
認知症の行動・心理症状　103
脳卒中後遺症　93

【は】

パーソン・センタード・ケア　169
排泄手法のアセスメント　98
パターナリズム　44
話し合いのプロセス　28
非がん　59
引き出す力　184
非侵襲的人工呼吸器　111
ひとり暮らし高齢者　134
病院医療文化　17
病院内のシステム構築　155
ファミリー・センタード・ケア　124
不可逆的に悪化　81
腹膜透析　88
不動による苦痛　97
プライマリケア　17
文化的差異　32
文化の複合体　50
法的な整備　32
ホームグラウンド　53
ボランティア　77
本人の最善の利益　40

【ま】

末期腎不全　88
マネジメント　184

慢性呼吸不全　80
慢性腎臓病　88
慢性腎不全　88
慢性閉塞性肺疾患　79
満足感　76
見極める力　184
メンバーの強み　55
物語られる生命　38

【や】

役割　184
病の軌跡　49
病の軌道　71
湯灌　51
よい死　27
ヨーロッパ緩和ケア協議会　20
予後予測　81
予防給付　6

【ら】

ライフ　21
ライフサイクル論　188
リビングウィル　40
療養者の意向　51
療養の場の選択　151
倫理　37
倫理観　185
倫理的課題　92
倫理的問題　37
レビー小体型認知症　101
連続携行式腹膜透析　88

在宅ケア学
第6巻　エンド・オブ・ライフと在宅ケア

2015 年 9 月 5 日　　第 1 版第 1 刷

定　　価　　本体 2,400 円＋税
編　　集　　日本在宅ケア学会
発 行 者　　吉岡正行
発 行 所　　株式会社ワールドプランニング
　　　　　　〒 162-0825　東京都新宿区神楽坂 4-1-1　オザワビル
　　　　　　Tel：03-5206-7431　Fax：03-5206-7757
　　　　　　E-mail：world@med.email.ne.jp
　　　　　　http://www.worldpl.com
振替口座　　00150-7-535934
表紙デザイン　　寄國　聡
印 刷 所　　三報社印刷株式会社

Ⓒ2015, The Japan Academy of Home Care
ISBN 978-4-86351-099-9